LES

VACANCES D'UN MÉDECIN

1885

La Moselle. — Le Rhin. — L'Elbe. — Le Danube.
L'Adriatique. — Le Tyrol.

Les premières communions à la Légion d'honneur
de Saint-Denis.

OUVRAGES DU MÊME AUTEUR

Leçons cliniques sur les maladies de la peau. 1 vol. in-8 de 700 pages........ 8 fr.

Nouvelles leçons cliniques sur les maladies de la peau. 1 vol. in-8 de 826 pages........ 10 fr.

Nosographie et thérapeutique des maladies de la peau. 1 vol. in-8 de 359 pages........ 6 fr.

Traité pratique des maladies de la peau, diagnostic et traitement. 1 vol. in-8 de 392 pages........ 6 fr.

Traité clinique et pratique des maladies des femmes. 1 vol. in-8 de 440 pages........ 6 fr.

Les Vacances d'un médecin (1re série) : les Pyrénées; les Alpes; Constantinople; l'Italie; la Bretagne; la Belgique; le Dauphiné; la Grande-Chartreuse........ 3 fr.

Les Vacances d'un médecin (2e série) : un mois au delà des Alpes; l'Italie; la Sicile........ 2 fr.

Les Vacances d'un médecin (3e série) : la Suisse; le Tour du Mont-Blanc; le Grand Saint-Bernard; Corrèze; Jolimont; Viélaines........ 3 fr.

Les Vacances d'un médecin (4e série) : l'Allemagne; la Russie; la Tartarie; le Volga; la Pologne; Vienne; Strasbourg. 3 fr.

Les Vacances d'un médecin (5e série) : Danemark; Suède; Norwège; Laponie........ 3 fr.

5484-86 — Corbeil. Typ. et stér. Crété.

LES VACANCES

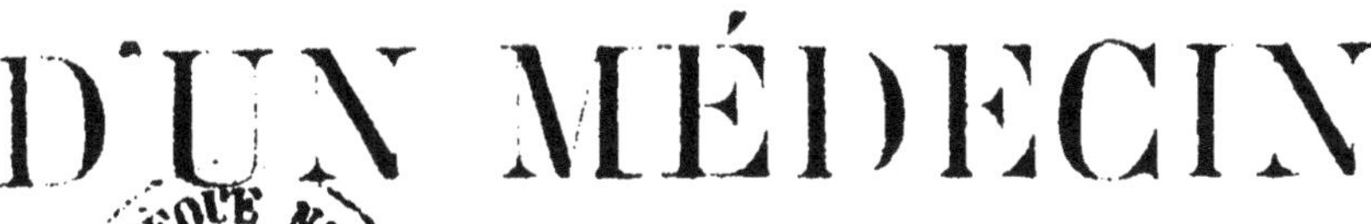

D'UN MÉDECIN

PAR

M. LE Dr E. GUIBOUT

MÉDECIN DE L'HOPITAL SAINT-LOUIS
CHEVALIER DE LA LÉGION D'HONNEUR, ETC.

SIXIÈME SÉRIE

1885

La Moselle Le Rhin. L'Elbe. Le Danube
L'Adriatique Le Tyrol.

Les premières communions à la Légion d'honneur de Saint-Denis

---

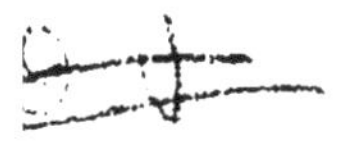

PARIS
G. MASSON, ÉDITEUR
LIBRAIRE DE L'ACADÉMIE DE MÉDECINE
120, Boulevard Saint-Germain, en face de l'École de Médecine.

M DCCC LXXXVI

A

MADAME MARIE ZEUDE

DAME DE LA LÉGION D'HONNEUR DE SAINT-DENIS

En venant de si loin, et sur la foi d'une simple lettre, écrite du fond de la Bohême, nous retrouver à Venise, vous nous avez donné une nouvelle preuve de votre amitié, et causé une des plus grandes joies que nous pussions éprouver! Veuillez donc, excellente amie, agréer l'hommage de ce livre; c'est le récit d'un voyage dont vous avez été le plus charmant épisode.

E. GUIBOUT.

AVANT-PROPOS

Voici un de nos plus beaux voyages : nous avons visité tous les pays qui s'étendent, des montagnes du Palatinat et de la Thuringe, aux Alpes Noriques et Rhétiques de la Styrie, de l'Istrie, de l'Illyrie, du Frioul, du Tyrol; nous avons parcouru toutes les régions comprises entre les bords de la Moselle et du Rhin, et les bords de l'Elbe, du Danube et de l'Adriatique; ces régions nous ont offert, dans leur vaste surface, de nombreux sujets d'observations et d'études, de remarquables diversités d'aspect, de configuration, de climat, de production. Nous y avons trouvé des merveilles naturelles et artistiques ; de splendides monuments, anciens et modernes ; de précieux vestiges de la domination romaine; de grands souvenirs religieux et historiques, et surtout, des ruines, des restes grandioses, et des chefs-d'œuvre encore debout, parfaitement conservés, ou restaurés, de cette puissante et magnifique époque, qu'on appelle le *moyen âge*.

Nous croyons n'avoir rien négligé, rien omis de

ce qu'il était le plus important de connaître, au triple point de vue de la nature, de l'art et de l'histoire; et cependant, notre voyage n'a duré que *trente-deux jours!* à ceux qui blâmeraient nos allures trop vives, trop rapides, en déclarant qu'un temps, relativement si court, est insuffisant pour tant d'explorations et de si longs espaces, nous répondrons avec Horace : « *est modus in rebus*, » il y a manière de faire les choses; il faut savoir voyager; la science des voyages simplifie et abrège le temps, comme les difficultés. Voici donc comment nous comprenons cette science indispensable à tout voyageur.

Lorsqu'on a, comme nous, pris pour devise : « *Voir, sans fatigue, le plus de choses possible, dans le moins de temps possible* », il faut, avant de se mettre en route, avoir étudié les pays que l'on veut visiter, les moyens de transport, les distances à parcourir.

Or, j'étais dans l'impossibilité la plus absolue de me livrer à ce travail préliminaire et indispensable; mes occupations professionnelles, mes cours à l'hôpital Saint-Louis, que je devais terminer, la veille seulement de notre départ, et surtout mon *Traité des maladies des femmes,* auquel je voulais mettre la dernière main, ne me laissaient aucun moment de liberté; heureusement, ma chère Pauline s'est chargée de cette tâche, qu'elle a remplie avec une intelligence à laquelle je ne saurais trop rendre hommage. Après avoir étudié tous les ouvrages spéciaux : le *Guide des bords du Rhin*, et le *Guide en Europe* de Joanne; *Bœdéker; Théobald Grieben;* le *Livret Chaix;* après s'être mise en rapport avec l'admirable compagnie Coock, elle connaissait à fond l'ensemble et les détails du voyage; les villes, les villages, les châteaux où nous devions nous arrêter; les hôtels où nous devions descendre; le genre d'intérêt que nous offrait chacune de nos stations : scènes de la nature, églises, monuments, ruines, musées, etc... Elle savait, de la manière la plus précise, les heures de départ et d'arrivée de tous les chemins de fer, la durée des trajets, leurs points de correspondance avec les bateaux à vapeur, sur le Rhin, sur l'Elbe, sur le Danube.

Grâce à ce précieux bagage de documents, et à l'habileté de cette stratégie, qui avait tout prévu, tout préparé, tout combiné, nous n'avons jamais subi de perte de temps, ni suivi de fausses directions, ni éprouvé l'ennui d'arriver trop tôt, ou trop tard, pour prendre, soit un train rapide, soit un bateau; nous n'avons jamais eu, non plus, le regret d'avoir manqué, par ignorance ou par erreur, quelque chose d'important à voir ou à connaître. C'est ainsi que dans le grand-duché de Hesse-Cassel, au château historique de Wilhemshoë, nous sommes arrivés juste au moment où l'on donnait le signal des grandes eaux, qui ne jouent qu'une seule fois par semaine, le Dimanche, à 3 heures après midi; c'est ainsi que dans la Saxe, à Dresde, nous avons pu assister, sans le moindre sacrifice de temps, à la grand'messe, fameuse dans toute l'Allemagne, qui se chante le Dimanche à 11 heures, à grand orchestre, dans l'Église Royale, en présence du Roi et de toute la Cour ; c'est ainsi encore qu'à Gratz, dans la Styrie, nous avons eu le temps nécessaire pour visiter la ville, et prendre ensuite, sans avoir à l'attendre, le train qui arrivait à Adelsberg, à 4 heures après midi, juste au moment de l'ouverture des grottes.

Mais ces études préliminaires et ces habiles dispositions ne suffisent pas pour qu'un voyage soit à la fois rapide, exempt de fatigue, complet, et de courte durée; il faut encore savoir *comment* on devra visiter les villes où l'on s'arrête. Un de nos amis nous avait dit : « A Dresde et à Prague, vous devrez rester de sept à huit jours : » (Quinze jours pour deux villes seulement !) A ce compte, notre voyage aurait duré plus de trois mois. Notre récit montrera à cet ami que l'on peut se faire une très suffisante idée de ces deux villes, sans leur consacrer, à beaucoup près, un séjour aussi long.

Lorsqu'on arrive, pour la première fois, dans une ville étrangère, et dont on ne connaît pas la langue, on s'y trouve en présence de trois écueils : 1° la difficulté, et même quelquefois l'impossibilité de se faire comprendre ; 2° la longueur des courses ; 3° le danger presque certain de s'égarer. Or, si, à l'exemple de beaucoup de voyageurs, on se risque, avec ses seules ressources, dans un dédale de rues et de quartiers inconnus, où l'on n'aura rien pour se diriger, où le moindre renseignement sera impossible à obtenir, à cause de la différence du langage, combien de mécomptes ne va-t-on pas éprouver ! On ira à l'aventure, et sans direction ; on fera des marches et des contre-marches ; on s'évertuera, le soir, à chercher un monument, tout près duquel on était passé le matin, sans le savoir ; et quand on l'aura trouvé enfin, ce ne sera plus l'heure de le visiter, il faudra y revenir le lendemain. Quels ennuis ! quelles fatigues ! quel temps perdu dans ces journées errantes et vagabondes, qui font, d'un voyage, une vie de tâtonnements, et livrée à tous les hasards, à toutes les incertitudes !

Ce n'est pas ainsi que nous procédons ; nous parcourons toujours, en voiture découverte, les villes que nous voulons connaître. Nous prenons un guide parlant notre langue, capable de répondre à toutes nos questions, de nous donner toutes les explications dont nous avons besoin, sachant les jours et les heures d'entrée dans tous les édifices, ne nous laissant faire, par conséquent, aucune fausse démarche, aucune course inutile, donnant au contraire, à tous nos instants, l'emploi le plus instructif et le plus fructueux. Voilà comment nous avons visité toutes les grandes villes : Saint-Pétersbourg, Moscou, Vienne, Berlin, Varsovie, Stockolm, Christiania, Copenhague, Amsterdam. Sans doute, la dépense de chacune de nos journées a été plus considérable que si nous eussions vagué seuls, et à pied, mais en revanche ces journées ont été sans fatigue, mieux remplies, infiniment plus agréables, et en même temps *moins nombreuses ;* il avait fallu quinze jours à notre ami pour voir Dresde et Prague, six jours nous ont suffi ; notre économie a donc porté sur le *temps*, et, en voyage surtout, le temps c'est de l'argent.

Dans les villes moins importantes, on peut ne pas prendre de guide : voici comment on y supplée : il y a dans les premiers hôtels un homme qu'on appelle *le Portier ; ce Portier* n'a rien de commun avec les concierges, ou portiers de nos maisons de Paris. C'est un fonctionnaire, une sorte de majordome ou d'intendant, galonné sur toutes les coutures, affable, intelligent, de manières distinguées, parlant couramment plusieurs langues : français, anglais, allemand, italien ; connaissant parfaitement la ville et ses environs, faisant le change des monnaies, au courant de tous les chemins de fer, en état, par conséquent, de donner tous les renseignements, toutes les indications désirables. Ce Portier, d'une si grande utilité, et dont nous savions nous servir, traçait de point en point, à notre cocher, l'itinéraire à suivre, pour nous faire voir convenablement la ville, ses monuments, et tout ce qu'elle avait d'intéressant ; peu nous importait que le cocher ne sût pas un mot de français, il n'avait qu'à suivre sa route, et qu'à s'arrêter aux endroits prescrits par le portier; nous trouvions dans Joanne, dans Bædéker, dans Grieben, qui ne nous quittaient pas, les détails, les explications, les documents relatifs à tout ce qui, sur notre chemin, attirait nos regards, fixait notre attention, excitait notre intérêt. Voilà comment nous avons composé et organisé tous nos voyages, et notamment, celui dont on va lire le récit; et voilà comment, dans un temps toujours très court, il nous a toujours été possible de voir tant de choses, et de parcourir de si grands espaces.

L'ALLEMAGNE

L'ALLEMAGNE

L'Allemagne!..... A ce nom, combien de souvenirs et d'émotions!..... C'est en touriste, que nous abordons ce grand pays! Nous allons y chercher des beautés de l'art, et des beautés de la nature. Nous sommes un médecin en vacances, en quête de verdoyantes prairies, de pittoresques montagnes, de vieilles cathédrales, de châteaux, de musées, de fleuves, de forêts, de tout ce qui peut, après une année de travail, charmer les yeux, ravir l'esprit, être à la fois étude et repos, joie, plaisir et recueillement.

Nous voici donc en Allemagne!.....

Mais, avant d'être touriste et médecin, nous sentons que le sang français coule dans nos veines, et que l'amour de la patrie domine dans notre âme tout autre sentiment!..... Pouvons-nous donc oublier que nous sommes ici chez nos vainqueurs?

— Non, certes, nous ne l'oublions pas, et c'est précisément parce que la plaie est vive et saignante dans notre cœur, que nous avons voulu voir de près nos redoutables voisins, nos amis suspects d'aujourd'hui, nos ennemis de demain, peut-être!

Pourquoi faut-il que notre exemple soit si peu suivi? Ah! dans les dernières années de l'empire, si nos compatriotes s'en fussent allés en grand nombre, promener leurs loisirs chez les Allemands, s'ils s'étaient rendu compte de la puissante administration, de la force militaire, de l'admirable discipline de ce peuple ; si le colonel Stoffel n'eût pas été seul à pousser le cri d'alarme, on n'eût pas osé dire à notre tribune parlementaire que les bataillons d'outre-Rhin n'étaient *qu'une fantasmagorie;* la guerre n'eût pas été déclarée; notre antique et glorieux prestige fût resté intact, et nous aurions encore l'Alsace et la Lorraine !

Et depuis nos malheurs, si tous ceux qui, parmi nous, sont à même de voyager se fussent donné l'instructive et patriotique mission de visiter, de connaître l'Allemagne, un cri général, irrésistible de réprobation se serait élevé, dans nos villes et dans nos campagnes, contre toute cause d'affaiblissement pour la France, contre toute entreprise aventureuse et lointaine, et nous n'aurions pas la désastreuse guerre du Tonkin !.....

Mais non, les Français aiment mieux s'endormir dans une douce quiétude ; ils préfèrent les vallées et les lacs de la Suisse, les casinos des Pyrénées et des bords de la mer, où ils retrouvent, pendant l'été, les plaisirs et les fêtes dont ils sont si avides pendant l'hiver. Il y en a même qui croient faire acte de patriotisme, en disant bien haut que, pour rien au monde, ils ne voudraient franchir le Rhin ! — Ne ressemblent-ils pas un peu à ce gros oiseau du désert qui, dans un danger, cache sa tête sous son aile, et s'imagine n'avoir rien à craindre de l'ennemi, parce qu'il ne le voit pas ?

Notre première pensée en mettant le pied sur la terre

d'Allemagne a été pour la France, et ce fut, hélas! une pensée pleine de tristesse. La Prusse rhénane n'est qu'un vaste camp retranché, hérissé de forteresses, de citadelles et de canons. A Trèves, à Coblentz, à Cologne, à Mayence, on ne voit que des soldats : ce sont partout des charges, des manœuvres de cavalerie; des marches, des contre-marches de fantassins s'exerçant au maniement des armes, au pas gymnastique, à la course, à des attaques simulées, à jeter des ponts-volants sur le Rhin. Quelle rapidité! quelle précision, quel ensemble étonnant dans tous leurs mouvements! On dirait qu'un même ressort les pousse et les fait agir tous à la fois.

Avec de pareils ennemis à nos portes, que penser des hommes qui dispersent nos meilleures troupes jusque sur les plages les plus déshéritées de l'extrême Orient? Que penser des députés et des candidats à la députation qui, pour se faire une popularité, demandent à grands cris la diminution de la durée du service militaire, l'amoindrissement de nos effectifs, et même la suppression de nos armées permanentes? Pauvre France! autrefois si belle et si grande! n'est-ce donc pas assez pour elle des ennemis du dehors? Faut-il encore qu'elle soit énervée, désorganisée et livrée sans défense par ceux qui la gouvernent, et qui aspirent à la gouverner?

Les officiers allemands, toujours en uniforme, ont une tenue à la fois élégante et sévère; leur allure est compassée, raide et hautaine; de formidables moustaches donnent, le plus souvent, à leur physionomie un air dur et rébarbatif. Sur leur passage, à leur aspect, les soldats s'arrêtent, fixes, immobiles et dans l'attitude du salut règlementaire le plus révérencieux. Les fonctionnaires, les employés des chemins de fer, portent tous l'habit militaire; leur extérieur, toujours soigné, est d'une certaine recherche; on les croirait toujours en toilette du dimanche. Leur politesse, leurs prévenances, leur ponctualité sont au-dessus de tout éloge. On sent que ce pays est vigoureusement gouverné, et qu'une main énergique exerce son action, de degrés en degrés, dans tous les rangs de la hiérarchie administrative.

Dans les provinces de l'Allemagne autrichienne que nous avons parcourues, dans la Bohême, dans la haute Autriche, en Istrie, en Styrie, en Illyrie, dans le Frioul, dans la Carniole, il y a, sous tous ces rapports, une notable différence; les officiers et les soldats ont une tenue moins distinguée, ils sont plus petits, moins beaux hommes, leur costume est plus simple, moins soigné; il en est de même, en général, de tous les employés; le contraste à cet égard est frappant.

Ainsi, en Allemagne, mais surtout dans l'Allemagne prussienne, tout ce qui est officier, soldat, fonctionnaire, en un mot tout ce qui, de près ou de loin, tient au gouvernement, se distingue par un extérieur irréprochable, souvent même d'une élégance affectée. Mais il en est tout autrement de la population indépendante de l'administration et de l'armée, c'est-à-dire de la population que nous pouvons appeler civile ou bourgeoise.

L'Allemand, en général, est gros, épais, lourd, empâté, et d'un abord peu gracieux. Il fume continuellement et presque sans interruption, du matin au soir;

les pipes et les cigares se succèdent entre ses lèvres, enfouies dans les profondeurs d'une barbe démesurément longue et touffue. Son langage est dur, rauque et guttural; il mange beaucoup, et il boit encore davantage; nous étions stupéfaits de l'énorme capacité des chopes de bière que nous lui voyions vider, aux stations, et dans les gares de chemins de fer. Sa tenue et ses manières n'ont rien qui rappelle ni la vieille gentilhommerie française, ni cette exquise politesse, dont les traditions, religieusement conservées dans quelques familles, sont encore une des gloires de notre belle France. Le tudesque, trapu, large d'épaules et ventru, d'allures pesantes, est bourru, sans gêne et sans façon; partout il se met à son aise, ne fait aucune attention à ceux qui l'entourent, et se soucie fort peu des délicatesses de procédés et de paroles, qui distinguent l'homme bien élevé, et que nous appelons le bon ton, le savoir-vivre et les convenances.

Mais passons sur ces défectuosités, sur ces imperfections de formes extérieures, auxquelles Virgile nous recommande de n'attacher qu'une médiocre importance :

.....nimiùm ne crede colori.

Si l'Allemagne a des types dont la triviale et indigeste originalité ne rappelle ni l'Antinoüs ni le beau Pâris, elle en a aussi, dont elle peut être fière à d'autres égards, et qu'elle peut montrer avec un légitime orgueil aux nations les plus civilisées. N'a-t-elle pas de grands monarques, de grands guerriers, de grands philosophes, de grands poètes, de grands savants? Comme ils sont nombreux, en effet! et comme ils se déploient, en un splendide et magnifique cortège, dans toute son histoire, à travers la série des temps!

Au neuvième siècle, c'est, d'abord, le plus grand de tous, Charlemagne; au douzième siècle, c'est Frédéric Ier, Barberousse, qui partit pour la troisième croisade, à la voix de Guillaume, archevêque de Tyr, *et mourut, en se baignant dans les eaux froides du Cydnus*, cette même rivière dans laquelle, quatre cents ans avant Jésus-Christ, Alexandre le Grand avait failli trouver la mort; au treizième siècle, c'est Frédéric II, contemporain de saint Louis, fondateur des universités de Padoue, de Bologne, de Salerne, de Naples, de Vienne; c'est encore, dans le même siècle, Rodolphe de Habsbourg, l'illustre chef de la grande dynastie de la maison d'Autriche, qui, le jour de son sacre, saisissant une croix et la montrant au peuple, disait : *Voilà mon sceptre, je n'en veux pas d'autre!* Au seizième siècle, c'est Charles-Quint, à la fois empereur d'Allemagne, roi d'Espagne et des deux Siciles, et ses contemporains Maurice de Saxe et Philippe le Magnanime.

L'Allemagne n'a-t-elle pas eu des généraux qui s'appelaient Pappenheim, Wallenstein, Tilly, Piccolomini et Montécuculli, qui, après ses fameuses victoires sur les Suédois et sur les Turcs, en 1645 et 1664, disait *s'estimer heureux d'avoir pu tenir tête à Turenne et à Condé!* N'a-t-elle pas eu, pour philosophes, Leibnitz, Hégel, Kant? Pour peintres, Albert Dürer, Holbein, Cornélius, Kaulbach? Pour historiens, poètes et littérateurs,

Müller, Winckelmann, Gœthe, Schiller, Wieland? N'a-t-elle pas vu naître Guillaume de Humbold, et son frère Alexandre, le plus illustre de tous les voyageurs peut-être, et l'immortel auteur du *Cosmos?* N'a-t-elle pas produit ces aimables et intarissables génies, ces charmeurs de l'humanité, Mozart, Haydn, Weber, Beethoven, Meyerbeer, dont les noms seuls suffisent à réveiller nos plus délicieux souvenirs, nos plus vives et nos plus suaves émotions?

L'Allemagne n'a-t-elle pas été le théâtre des guerres les plus longues et les plus acharnées? et n'est-ce pas sur son territoire que se sont mesurés, à toutes les époques de son histoire, les plus grands potentats et les plus grands capitaines? Charlemagne; Charles-Quint; Gustave-Adolphe, roi de Suède; Christian IV, roi de Danemarck; Louis XIV; Condé; Turenne; le grand Frédéric; Napoléon? et n'y trouvons-nous pas les champs de bataille de Rosbach, de Lutter, de Lutzen, d'Austerlitz, d'Iéna, de Friedland, de Wagram, de Leipsick, de Bautzen?

Mais ne nous attardons pas plus longtemps sur ces champs de carnage; l'Allemagne a, pour nous, bien d'autres attraits : les sciences médicales y ont toujours brillé du plus vif éclat; que de noms illustres nous y trouvons en médecine, en chirurgie, en anatomie normale et pathologique, en histologie? Quels magnifiques hôpitaux nous avons à y visiter! Nous y constaterons, pour tout ce qui concerne l'hygiène, le bien-être des malades, le diagnostic et le traitement des maladies, les innovations les plus heureuses, les méthodes les plus perfectionnées, les procédés les plus nouveaux, les instruments les plus ingénieux! Combien de précieuses découvertes, de livres, de travaux importants, ont vu le jour, dans les universités de Vienne, de Berlin, de Prague, de Leipsick, d'Heidelberg, d'Iéna, de Stuttgard, de Tubingue!

En 1483, à Eisleben, petite ville de la Saxe, la femme d'un pauvre ouvrier mineur donnait le jour à Martin Luther, qui devait, à son retour de Rome en 1517, prêcher la Réforme en Allemagne, et opérer ainsi une des plus grandes, sinon la plus grande de toutes les révolutions modernes. Ce fougueux et indomptable moine augustin se posait hardiment en face du pape Léon X; d'abord il n'attaquait que les abus; mais bientôt il s'en prenait aux dogmes eux-mêmes, et il brûlait audacieusement à Wittemberg la bulle d'excommunication, que le pape avait fulminée contre lui. Mis au banc de l'Empire, à la diète de Worms, en 1521, il épousait, en 1525, une jeune religieuse, Catherine de Bora, de laquelle il eut plusieurs enfants, et, par ses écrits et ses prédications, il entraînait dans ses nouvelles doctrines, non pas seulement une partie de l'Allemagne, mais encore le Danemark, la Suède, la Norwège, l'Angleterre. Mais si l'erreur avait trouvé en Martin Luther un éloquent apôtre, la vérité, au siècle suivant, dans la personne de notre grand Bossuet, en trouvait un plus éloquent encore pour réfuter l'hérésie, et apprendre au monde que la religion catholique résiste victorieusement à toutes les attaques, à jamais impuissantes contre sa divine et inébranlable constitution. Les provinces rhénanes, la Bavière, la Bohême, l'Autriche et toutes ses provinces méridionales restèrent fidèles à la foi de leurs aïeux, tandis que la Saxe, le Wurtemberg, la Westphalie, le Brandebourg et la Prusse proprement dite, accueillirent le protestantisme, tout en laissant aux catholiques leur culte, leurs prêtres et leurs églises.

L'Allemagne, si intéressante pour tout ce qui est du domaine de l'histoire, ne mérite pas moins d'être étudiée au point de vue de l'art. Elle a de splendides monuments, les cathédrales de Cologne, de Ratisbonne, de Spire, de Worms, de Vienne, de Prague, de Francfort-sur-le-Mein; quelques églises de Lubeck, de Nuremberg, d'Inspruck, ne sauraient être trop admirées, soit en elles-mêmes, soit pour les merveilles qu'elles renferment en statues, en tableaux, en peintures murales. Les musées de Dresde, de Cassel, de Vienne, de Munich, sont peuplés de chefs-d'œuvre; les châteaux des bords du Rhin; de Potsdam, auprès de Berlin; de Luxembourg; de Schœnbrunn, à Vienne; de Wilhelmshoë, dans la Hesse-Cassel; de Wartebourg, dans la Thuringe; de Meissein dans la Saxe; de Salzbourg dans la haute Autriche; de Gratz dans la Styrie, offrent aux visiteurs, tantôt les plus magnifiques perspectives et les plus pittoresques situations, tantôt les plus riches, les plus grandioses conceptions architecturales. Le moyen âge, avec toutes ses capricieuses hardiesses, revit dans quelques-uns de ces étonnants édifices, perchés comme des nids d'aigles, au sommet des rochers, vieux manoirs, antiques et somptueuses demeures des

Princes-Évêques, des Landgraves, des Margraves, des Grands Électeurs de l'Empire.

Envisagée topographiquement, l'Allemagne est traversée par cinq des principaux fleuves de l'Europe, le Danube, le Rhin, l'Elbe, l'Oder, le Weser, et par une multitude de rivières. Dans les différentes zones de sa vaste étendue, elle présente les plus grandes variétés d'aspects, les plus saisissants contrastes.

Sur les bords de la Moselle, du Rhin, du Mein, du Neckar, dans le bas Palatinat, dans le duché de Nassau, dans la Thuringe, ce ne sont que ravissants panoramas, et que sites enchanteurs; c'est une nature accidentée, épanouie, toujours fraîche et gracieuse; ce sont des châteaux à créneaux et à tourelles; quelques-uns ne sont plus que de pittoresques ruines, tout autour desquelles s'enlacent, grimpent et se balancent des lierres, des clématites, des vignes vierges et des glycines. Partout de verdoyantes collines, des vallées où paissent des troupeaux, des ruisseaux limpides, et de magnifiques ombrages, au-dessus desquels on aperçoit les flèches élancées des églises. Rien n'est plus délicieux qu'un voyage à travers ces contrées privilégiées, véritable paradis terrestre, où les yeux charmés se reposent, de tous côtés, sur les plus riantes perspectives.

Dans l'Allemagne du Nord, dans la Poméranie, dans le Mecklembourg, aux environs de Berlin, dans l'ancien Électorat de Brandebourg, berceau de la monarchie prussienne, ce n'est, au contraire, qu'un pays plat, monotone, misérable; ce ne sont que des plaines immenses, sablonneuses, tristes et improductives. En les parcourant, on comprend la politique de la Prusse, ses convoitises, sa marche progressive et envahissante, ses annexions du côté de l'ouest et du sud, où elle trouve la richesse d'un sol fertile, et toutes les productions que ne lui donnait pas son territoire primitif, naturellement pauvre et infécond.

Si maintenant, de ces zones déshéritées, nous descendons vers les provinces méridionales; si nous gagnons les rives du Danube, de Passau à Linz ; si nous allons à Salzbourg, dans la haute Autriche, l'ancienne Norique; à Gratz, dans la Styrie; à Layback dans l'Illyrie; à Goritz, dans l'Istrie ; dans le Frioul ; dans le Tyrol, la Rhétie des anciens : c'est alors un tout autre monde. Là nous sommes dans les hautes montagnes, dans les Alpes Rhétiques, Juliennes et Noriques. La nature ne se montre plus que sévère et grandiose; si parfois, au sortir de quelque défilé, quand on a gravi quelque cime escarpée, elle déploie tout à coup, et comme par enchantement, un de ces immenses et merveilleux panoramas, qui vous laissent ébahi d'étonnement et d'admiration, bien plus souvent elle accumule dans d'étroits et sombres horizons, d'effrayantes et indescriptibles beautés, de sublimes horreurs, d'inexprimables scènes de saisissement et d'épouvante; ce sont de gigantesques montagnes entassées les unes sur les autres à d'incommensurables hauteurs; ce sont des gorges sinueuses, resserrées entre des rochers sauvages, dont le sommet se perd dans les nues. Au fond de ces gorges on n'entend que le bruit des cascades et que le mugissement des torrents furieux et dévastateurs. De place en place, on aperçoit, sur des points inaccessibles, des neiges et des glaces éternelles, dont la blancheur fait ressortir les teintes lugubres de noires forêts de sapins. Des aigles planent au-dessus de précipices ouverts de tous côtés, à d'effroyables profondeurs, et qui rappellent les abîmes infernaux du Styx et de l'Achéron.

Dans ces régions fantastiques, on ne sait ce que l'on doit le plus admirer des œuvres de l'homme ou des œuvres de Dieu. On dirait qu'aux prises avec ce qu'il y a de plus grand dans la création, l'homme a voulu se mesurer avec le Créateur, lutter de puissance à puissance avec lui, et lui montrer, en triomphant des plus insurmontables obstacles, que rien n'est capable de résister aux efforts de son génie. C'est, en effet, à travers ces amoncellements cyclopéens de montagnes et de rochers, sur les pentes les plus abruptes, à des hauteurs vertigineuses, et par dessus les cascades, les torrents et les précipices, que les chemins de fer du Sœmmering et du Brenner se sont frayé leurs merveilleux et prodigieux passages. Ici les conceptions humaines semblent s'élever à l'égal des conceptions divines, et cependant, si grande que soit la puissance de l'homme, elle n'est encore et ne sera jamais qu'une simple émanation, et qu'un pâle reflet de la puisance de Dieu!

Cette zone alpestre de l'Allemagne méridionale n'est pas plus productive que la zone plate et sablonneuse du Nord. Mais tous les États, toutes les provinces qui séparent ces deux zones extrêmes sont remarquables par leur fertilité et la richesse de leur terroir. Ici, ce sont d'immenses vignobles qui donnent les délicieux vins de la Moselle, du Rhin, du Neckar et bien d'autres encore; là, ce sont de gras pâturages émaillés de fleurs, des bois, des terres arables, de plantureux jardins. L'année dernière, nous avions parcouru le Danemark, la Suède et la Norwège, sans trouver un seul arbre fruitier, à l'exception de quelques pommiers, autour de Christiania; en Allemagne, au contraire, nous traversons partout, et à perte de vue, d'admirables vergers; nous passons au milieu et à l'ombre d'arbres, dont les branches fléchissent sous le poids de fruits en pleine maturité. Les prunes surtout abondent; dans des contrées entières, et aussi loin que les yeux peuvent s'étendre, elles nous font voir comme des millions de topazes, de saphirs et d'améthystes, enchâssés dans le feuillage. Nous retrouvons tous les fruits de la France, tous, à l'exception de notre melon de Paris dont la chair savoureuse et parfumée, rafraîchit, dans les chaleurs de l'été, si délicieusement nos tables. Nous avions trouvé le melon en Russie, à Wissokoë, à 200 lieues au delà de Moscou; nous ne l'avons vu nulle part en Allemagne.

La cuisine allemande ressemble beaucoup à la cuisine française, à l'exception toutefois des rôtis, toujours accompagnés de compotes sucrées. Les tables sont trop copieusement servies pour des appétits habitués à un régime plus sobre, moins pantagruélique. Au premier petit repas du matin, le café au lait, obligatoire et de tous les pays, est toujours escorté de beurre, d'œufs, de jambon, de viandes froides; à une heure après midi a lieu le dîner; il s'ouvre par un potage, suivi de poisson et de pommes de terre ; quatre ou cinq plats de viande flanqués encore de pommes de terre, des légumes frais; des entremets sucrés ou glacés, des gâteaux, des sucreries, des fruits de toutes sortes, constituent la longue et interminable série des mets qui vous sont offerts. A huit heures du soir, au souper, même profusion, même prodigalité. Quand on n'est pas Allemand, de pareils festins vous déconcertent : l'estomac vaincu avant la fin du combat demande grâce, et se retire d'une lutte au-dessus de ses moyens et de ses forces.

Dans toutes les parties de l'Allemagne que nous avons visitées, les hôtels ne laissent rien à désirer; à Vienne, à Berlin, à Cologne, à Hambourg, à Francfort, à Coblentz, à Wiesbaden, à Heidelberg, à Leipsig, à Dresde, à Salzbourg, à Adelsberg, ce sont de véritables palais, où l'on trouve à des prix raisonnables, toujours moins élevés qu'à Paris et dans ses environs, tout ce qui fait le confortable de la vie, complément indispensable des voyages.

Après ce coup d'œil général et d'ensemble, jeté rapidement sur l'Allemagne, mettons-nous en route, recueillons nos souvenirs, et, d'étape en étape, comme dans nos livres précédents, traduisons nos impressions de notre mieux sans doute, mais toujours fidèlement, et sans jamais nous éloigner de notre guide habituel et inséparable, la VÉRITÉ.

TRÈVES — LES BORDS DE LA MOSELLE
COBLENTZ — LES BORDS DU RHIN — WIESBADEN

TRÈVES — LES BORDS DE LA MOSELLE
COBLENTZ
LES BORDS DU RHIN — WIESBADEN

Le 18 août 1884, à huit heures du soir, notre bon frère Paul et nos affectueux amis, M. et madame de Mauriac, nous embrassaient à la gare du Nord, au moment où nous partions pour le Danemark, la Suède, la Norwège et la Laponie. Le 18 août 1885, à la gare de l'Est, les mêmes embrassements, les mêmes poignées de mains, les mêmes adieux saluaient, à la même heure, notre départ pour l'Allemagne, les bords du Rhin, les bords du Danube et la mer Adriatique..... Le lendemain, à sept heures du matin, nous étions à TRÈVES !

La population de Trèves est de trente à trente-cinq mille âmes, c'est l'une des plus anciennes villes d'Europe ; Jules César la visitait cinquante-huit ans avant Jésus-Christ, et plus tard, les empereurs Maximilien, Constantin, Valens, Valentinien, Maxime et Théodose y établissaient leur résidence.

Des ruines monumentales témoignent magnifiquement de sa noble et antique origine romaine : c'est d'abord la *Porte Romaine* ou *Porte Noire*, l'une des entrées de la ville ; la couleur sombre que les siècles lui ont imprimée justifie son nom de *Porte Noire*, elle date du règne de Constantin le Grand, de 314 à 322 ans après Jésus-Christ. Des blocs énormes superposés, sans ciment, composent sa masse lourde et imposante, ses deux tours et ses trois étages à colonnes et à fenêtres cintrées; ce sont ensuite les Thermes, le palais de Constantin, l'amphithéâtre bâti par Auguste, immense édifice pouvant contenir cinquante-sept mille spectateurs, qui se pressaient sur les gradins, pendant la persécution religieuse du quatrième siècle, avides de voir couler le sang des chrétiens livrés aux bêtes; c'est enfin le musée, réunion des intéressants débris de la civilisation romaine : statues des dieux et des empereurs, des bas-reliefs, sculptures, soubassements, chapiteaux de colonnes.

Quand, au sortir du bruit et de l'agitation de Paris, on s'est endormi en chemin de fer pour se réveiller à Trèves, on se sent dans un autre monde, dans un milieu nouveau; tout vous étonne, les rues sont calmes, silencieuses et solitaires; les maisons, de style moyen-âge, sont pour la plupart crénelées, à toits aigus, à pignons pointus et triangulaires, à façades ornementées de peintures, d'images, de statues de saints, devant lesquelles des lampes sont allumées ; c'est un aspect étrange, d'une physionomie grave, recueillie, et d'un charme tout particulier.

La cathédrale Saint-Pierre, de l'époque romano-byzantine, la plus ancienne église de toute l'Allemagne, faisait partie du palais de l'impératrice Hélène, mère de Constantin ; à son côté oriental se trouve comme accolée, et presque à mur mitoyen, une autre vaste église, de style ogival, sous le vocable de *Notre-Dame*. Ses voûtes élancées sont gracieusement soutenues par douze piliers dédiés aux douze apôtres.

A l'église Saint-Paulin, le sacristain accourt à notre rencontre, armé de deux grands miroirs, dans lesquels se reflètent les fresques de la voûte, représentant le martyre des chrétiens dévorés par les bêtes féroces, dans les arènes de la ville; ce brave homme, d'un zèle immodéré, pour ne pas dire un peu indiscret, s'attache à nous, nous suit pas à pas, et s'obstine, malgré nos signes d'impatience, à nous donner, dans son inintelligible et guttural langage, des explications auxquelles malheureusement nous ne pouvons rien comprendre.

La grande place ou place du Marché est ornée d'une jolie fontaine du seizième siècle; on l'appelle aussi *place Rouge*, à cause du principal hôtel de la ville, dont la façade crénelée, coiffée d'un toit en pyramide et agrémentée de statues, est peinte en voyant.

La bibliothèque possède plus de cent mille volumes; le conservateur, non moins empressé que le sacristain de Saint-Paulin, mais du moins parlant français, nous en fait les honneurs avec une obligeance parfaite; il nous présente d'inappréciables manuscrits du moyen âge, véritables trésors, chefs-d'œuvre d'art et de patience, un entre autres, le *Codex aureus*, présent de la sœur de Charlemagne, manuscrit des quatre évangiles, dont la reliure en argent doré est enrichie de pierres précieuses. Il nous montre ensuite des lettres de saint Ignace de Loyola, de Beethoven, de Luther, de Gœthe, de Schiller, de Napoléon, des bulles de Papes... etc., etc.

Nous traversons la Moselle sur un pont de pierre construit par les Romains; la rive gauche de la rivière est bordée du Schnœider-Hoff, colline escarpée, que notre voiture gravit péniblement par un chemin en zigzag. Quand nous sommes au sommet, un magnifique panorama se déroule à nos yeux ; la Moselle coule à nos pieds au milieu d'une riche et plantureuse vallée ; sur la rive droite, s'étend la ville de Trèves avec ses églises, ses palais, ses arènes, ses monuments en ruines, ses maisons à pignons aigus et à toits pointus ; c'est un splendide tableau, que nous contemplons avec enthousiasme, tout en arrosant notre déjeuner d'un excellent vin de la Moselle.

A deux heures après midi, nous partons pour Coblentz ; la voie ferrée côtoie la rive gauche de la Moselle, elle s'enroule autour des montagnes et des rochers ; aussi les points de vue les plus frais et les plus variés ne cessent pas de charmer nos yeux; ce sont partout, sur les deux rives de la rivière, de magnifiques vignobles s'étendant de tous côtés, sur le flanc des montagnes; ils sont comme suspendus par des murs de soutènement sur les pentes les plus abruptes, et grâce à ces appuis superposés semblables à des gradins, ils couvrent les rochers les plus escarpés, et atteignent, de de degrés en degrés, jusqu'aux sommets les plus élevés.

A cinq heures nous sommes à COBLENTZ ; cette ville, de trente mille habitants, est délicieusement située au confluent du Rhin et de la Moselle; sous l'Empire elle appartenait à la France, elle était le chef-lieu du département de Rhin-et-Moselle. Nous descendons à l'hôtel du Géant, sur le quai du Rhin.

Le temps presse : *fugit irreparabile tempus*, nous crie Virgile dans le lointain de nos souvenirs ; allons ! vite en voiture, et gagnons le sommet de la colline qui domine la ville. La montée nous offre les plus ravissants aspects, tantôt sur le cours du Rhin, tantôt sur le cours de la Moselle. Quand nous sommes sur le plateau, des forts, des citadelles nous apparaissent sur toutes les hauteurs qui dominent la ville, et une véritable armée se livre à toutes les évolutions, à tous les simulacres d'une bataille. Fuyons toutes ces scènes belliqueuses et tout ce qui rappelle les horreurs de la guerre : *bella, horrida bella!* nous dit encore Virgile; ne voyons que la nature, la belle, la splendide nature, ces riants et pittoresques coteaux, cette large rivière, dont les eaux paisibles sont entraînées par les ondes rapides du fleuve, ce vaste horizon tout enluminé des teintes du soir, ce soleil couchant sur le Rhin, et dardant ses derniers feux sur la ville.

Quelles admirables perspectives ! Quels merveilleux tableaux ! que nous sommes heureux de pouvoir contempler toutes ces choses ! Merci, mon Dieu, de nous avoir donné ce bonheur !

Nous descendons par une autre route, et au pied de la colline, nous suivons, pour regagner la ville, la ravissante promenade du Rhin. Ce ne sont partout autour de nous, et sur toute la rive du fleuve, que pelouses verdoyantes, que massifs de fleurs égayant avec une grâce incomparable les plus magnifiques ombrages.

Le lendemain, dès le matin, nous parcourons la ville, nous visitons la cathédrale Saint-Castor, dont le portail est surmonté de deux lourdes flèches; nous revoyons le confluent du Rhin et de la Moselle, et, à dix heures, nous nous embarquons pour remonter le cours du fleuve.

— Chers lecteurs, lorsqu'un voyage nous amène tout près d'une de ces merveilles de l'art, ou de la nature, que depuis longtemps on aspirait à connaître, n'est-il pas vrai qu'on éprouve, parfois, je ne sais quelle vague et indéfinissable émotion, mélange que l'on ne saurait exprimer, d'impatience et d'hésitation, de joie et d'inquiétude? — « Cette merveille, dont on a rêvé si souvent, et dans ses rêves les plus dorés, dont on s'est fait une si séduisante image, dont la seule idée faisait tressaillir l'imagination, elle est là! on va la voir, enfin!.... — Mais si elle devait être une déception! si, en présence de cette réalité tant désirée, on sentait, tout à coup, tomber son enthousiasme, et ses illusions s'évanouir, se dissiper, comme une vaine fumée!...... quel cruel désenchantement! » — Cette émotion, elle est dans la nature; j'en appelle à tous ceux qui ont l'habitude des voyages; je l'ai ressentie, plusieurs fois, dans ma vie : à Rome, sur la place Saint-Pierre; dans la mer Noire, avant le Bosphore; à Constantinople, à l'aspect extérieur de Sainte-Sophie; en Sicile, en gravissant, par une chaleur de 40 degrés, le rocher de Taormina; à Moscou, en franchissant la porte sainte du Kremlin, et je l'éprouvais encore au moment où le pont de bateaux, s'écartant devant nous pour nous livrer passage, nous ouvrait l'entrée du Rhin.

Eh bien! disons-le tout de suite, si magnifique qu'était l'idée que nous nous étions faite de la beauté de ce fleuve, la réalité l'a dépassée encore. Ses eaux rapides et profondes coulent, à pleins bords, dans un lit d'une imposante et majestueuse largeur; ses rives se montrent tour à tour grandioses et sauvages, riantes et coquettes; tantôt il est étroitement resserré entre deux chaînes de rochers nus, qui précipitent ses flots; et tantôt il s'écoule doucement entre des vignes, des jardins et des prairies, qui s'élèvent en pentes gracieuses sur le flanc de plantureuses collines.

Ici ce sont des châteaux, comme la féodalité savait les construire, avec de puissantes murailles, des créneaux, des meurtrières, des tours et des bastions; le temps les a noircis; les guerres les ont à moitié détruits; mais tels qu'on les voit encore, tout entiers ou en ruines, ils sont superbes à contempler, hardiment perchés sur des sommets qui semblent inaccessibles, planant dans les airs, à d'étonnantes hauteurs, dominant le cours du fleuve, se dressant fièrement à chacun de ses détours, comme de menaçantes et infranchissables barrières; c'est le moyen âge, avec sa poésie et ses grandeurs! En passant au pied de ces forteresses, de ces imprenables demeures, l'illusion fait revivre les vieux temps d'autrefois, le XIIIe, le XIVe, le XVe siècle; il semble que les ponts-levis s'abaissent, et qu'on voit sortir des Barons, des Seigneurs, des Grands Electeurs de l'Empire, des Margraves, des Landgraves, partant, bannière en tête, pour la croisade, suivis de leurs féaux, et revêtus de leurs brillantes et redoutables armures.

Plus loin, ce sont de tout autres aspects : des églises aux flèches élancées; des couvents; de somptueuses habitations; des villes dont les quais et les maisons se baignent dans le fleuve; des villages, épars dans la vallée, ou échelonnés à la base des montagnes. Quelquefois d'énormes amoncellements de rochers s'avancent au milieu du fleuve, comme pour lui barrer le passage; on dirait que leurs masses colossales s'étendent d'une rive à l'autre, et ferment toute issue; la vue s'y arrête... Mais les eaux contournent ces insurmontables obstacles, et voilà que tout à coup, et à l'improviste, se déploient comme par enchantement de nouveaux paysages, de nouvelles perspectives.

Chaque détour du fleuve est un lever de rideau, une scène nouvelle, un décor nouveau, et toujours imprévu. A gauche, voici un rocher de bizarre apparence; son sommet arrondi, en forme de tête, est percé de deux larges trous qui ressemblent à des yeux, on dirait la tête et les yeux d'un chat : c'est le *rocher du Chat*. A droite et en face, un autre rocher, moins élevé, plus grêle, se termine par une extrémité effilée et pointue, semblable au museau d'une souris; c'est le *rocher de la Souris*.

Cette étrange et fantastique nature devait, nécessairement, surexciter l'imagination de ses habitants. Ce n'était pas assez, pour eux, d'avoir donné à leurs montagnes des noms d'animaux, il fallait encore leur faire une histoire : les lacs de la Suède et de la Norwège ont leurs légendes, nous le disions l'année dernière; le Rhin a aussi les siennes.

Voyez-vous, là-bas, dans ce passage difficile et périlleux où le fleuve précipite ses flots impétueux, ce grand rocher noir, remarquable entre tous les autres par ses gigantesques proportions? c'est le *rocher de la Lurlei*, c'est-à-dire le rocher enchanté? Autrefois, à l'heure où les ombres du soir, répandues dans l'espace, donnent à toutes choses une forme indécise et mystérieuse, et promènent avec elles je ne sais quel vague sentiment d'épouvante, une femme, une sirène apparaissait à son sommet; les bateliers accouraient à son appel, insouciants du danger, et tandis qu'ils écoutaient ses chants, séduits par le charme de sa voix et sa merveilleuse beauté, elle brisait leurs barques et les précipitait dans les profondeurs du fleuve. En passant sous ce rocher, on vous fait entendre, et nous l'avons entendu, un écho qui répète treize fois les cris que l'on pousse. Or, ces voix, ces cris ainsi répétés dans ces inhospitaliers et sinistres passages, au milieu de tous ces écueils, ne sont-ce pas les cris et les voix des victimes que la magicienne a engloutis, et qu'elle retient au fond des abîmes?

Lorsqu'on arrive à la gracieuse petite ville de Bingen, qui s'élève en amphithéâtre, sur la rive gauche du Rhin, du milieu des eaux émerge un rocher, surmonté d'une tour en ruines, c'est la *tour des Souris*. Un archevêque de Mayence, nommé Hatto, dans une année de disette, avait fait, sur les grains, de coupables spéculations, mais il fut puni de son avarice. Il se produisit, dans la ville de Mayence, dit la légende, *un fléau, un hideux fourmillement* de souris; elle mangèrent d'abord tout le blé que le méchant archevêque avait amassé; puis elles s'insinuèrent en troupes innombrables, en prodigieuse multitude, dans son palais; elles l'infestèrent, le saccagèrent si bien et avec un tel acharnement, que le malheureux archevêque, n'y pouvant plus tenir, fut obligé de s'enfuir et de se réfugier dans la tour qu'il s'était fait construire sur l'îlot rocheux du Rhin; mais les souris l'y suivirent, traversèrent le fleuve à la nage, escaladèrent le rocher, grimpèrent sur la tour, rongèrent les portes et les fenêtres, et enfin dévorèrent l'archevêque tout vivant.

La navigation du Rhin offre donc tous les genres de distraction, les histoires, les légendes poétisant la nature, se mêlant aux plaisirs, à la perpétuelle féerie des yeux, toujours en éveil et toujours ravis par les changements à vue, par les perspectives les plus pittoresques et les plus inattendues; aussi les voyageurs y affluent de toutes parts; une quantité de bateaux à vapeur magnifiquement aménagés sillonnent le fleuve, et deux chemins de fer, un sur chaque rive, y entretiennent une circulation continuelle et des plus actives.

De dix heures du matin à cinq heures du soir, le pont de notre bateau fut, pour nous, comme un belvédère, du haut duquel nous ne cessâmes de contempler les sites les plus ravissants. Chacune des stations était, par elle-même, un attrait, et, en outre, le point de départ d'intéressantes excursions; des touristes moins pressés par le temps, ou plus restreints dans leur programme de voyage, s'y arrêtaient; quant à nous, qui avions à fournir une longue carrière, emportés par la vapeur, nous passions devant les plus séduisants séjours, sachant nous contenter d'une vue rapide, et nous affranchir de convoitises de Tantale, impossibles, du reste, à satisfaire. Comment, en effet, nous asseoir à tant de festins? comment planter notre tente, ne fût-ce que pour un jour, que pour quelques heures, dans tous ces villages, dans toutes ces villes, dans tous ces hôtels, dans toutes ces ruines, auprès de toutes ces somptueuses et historiques demeures?

Sur une colline de la rive droite, s'élève majestueusement le domaine princier de Johannisberg; en 1805, Napoléon en avait fait don au maréchal Kellermann, duc de Valmy; mais à l'époque de nos revers, en 1813, l'empereur d'Autriche voulut qu'il devînt la propriété du prince de Metternich. Le château est entouré des vignes qui produisent le fameux vin de Johannisberg, si rare, et d'un si grand prix, que les têtes couronnées, seules, peuvent y prétendre.

Voici, à propos de ce vin, une anecdote: le prince de Metternich, qui était non seulement un très grand politique, mais encore un homme de goût, un bibliophile, un collectionneur, possédait un précieux album, tout rempli des autographes les plus enviés; désirant y voir figurer, parmi tant de noms illustres, Alfred de Musset, il lui écrivit pour lui demander quelques lignes de sa main. Notre grand poète s'empressa de condescendre à ce désir, par la lettre suivante :

« Je, soussigné, reconnais avoir reçu de Son Excel-
« lence Monseigneur le prince de Metternich, 25 bou-
« teilles de son vieux vin de Johannisberg. »

A. DE MUSSET.

Le prince s'exécuta avec la même bonne grâce que le poète, et 25 bouteilles de vieux Johannisberg furent l'accusé de réception du spirituel autographe. Sans doute, il eût été intéressant de visiter ce château, et ces caves historiques, mais le temps presse..... passons.

Sur la même rive, voici un autre château, non moins magnifique, c'est celui du Grand-Duc de Nassau ! Quel beau parc ! les serres, à elles seules, ont coûté plus d'un million ! quelles admirables pelouses ! comme il ferait bon s'y reposer, s'y étendre mollement, à l'ombre de ces arbres séculaires... *lentus in umbrâ...* Mais le temps ! toujours le temps !... passons; il est, du reste, cinq heures, nous sommes à Biebrick, terme de notre navigation; le chemin de fer est là, tout près, correspondant avec le bateau; dans un quart d'heure, nous serons à WIESBADEN.

Nous tenions à voir cette ville, d'abord comme médecin; Wiesbaden est une des plus importantes stations thermales de l'Allemagne. Soixante ou quatre-vingt mille malades ou visiteurs y viennent, tous les ans, en toute saison, aussi bien l'hiver que l'été. Ses eaux salines sont chargées de chlorure de sodium, de bromure de sodium, de chlorure de magnésium. La source la plus chaude et la plus abondante s'appelle le Kockbrunnen; on y arrive par le Trinckhalle, longue galerie de fer, élégante vérandah, où l'on se promène, à l'abri des intempéries, entre chaque verre d'eau. La source jaillit, à gros jet, au milieu de la ville, dans un bassin circulaire, que recouvre un pavillon à claire-voie. Sa température est de 69 degrés centigrades, aussi elle bouillonne, comme de l'eau en ébullition, en dégageant des nuages de vapeurs, qui s'aperçoivent de loin, et l'enveloppent comme d'une fumée blanche et diaphane. Nous avons bu de cette eau; sa saveur est piquante, salée, légèrement amère, et par conséquent désagréable. On peut en boire 4, 5, 6 verres par jour; on la prend également en bains; prise ainsi, à la fois, en bains et en boisson, elle est indiquée dans les cas de goutte, de rhumatisme chronique, et spécialement dans le rhumatisme noueux, qui atteint et déforme les petites articulations, les articulations des doigts et des pieds en particulier; elle est encore très utile dans les cas de pléthore sanguine, d'embonpoint exagéré, de dyspepsie, de troubles gastriques, de digestions difficiles, d'inertie intestinale. Nous voulions donc étudier, sur place, ces eaux si justement célèbres, et qui attirent un si grand nombre d'étrangers, malades ou touristes.

Abstraction faite de tout ce qui est médical, Wiesbaden est une ville qui mérite d'être visitée : c'est la capitale de l'ancien duché de Nassau, et la résidence du Grand-Duc; elle a de trente à quarante mille âmes. Elle est située au milieu du plus riant paysage, sur le versant méridional des monts Taunus, qui la garantissent des vents du nord; son aspect est grandiose, d'une élégance et d'une richesse qui étonnent; ses rues sont larges, bordées de maisons monumentales, et d'hôtels dont plusieurs sont de véritables palais. Sa rue principale, où nous avions élu domicile à l'hôtel *du Parc*, s'ouvre sur de splendides jardins publics, tout remplis de fleurs, éclairés par la lumière électrique : on y entend, à la fois, et le bruit des eaux jaillissantes, et les suaves mélodies d'une excellente musique; ils sont entourés de colonnades, de galeries couvertes, où des bazars, des magasins somptueux étalent tous les objets de vente, tous les produits de l'art, du luxe et de l'industrie les plus capables de charmer les yeux et d'exciter les convoitises; et les allées boisées d'un parc, sillonné par les voitures, leur servent d'encadrement.

Ce parc, ces jardins sont voisins de boulevards, de promenades délicieuses, où les plus ravissantes villas se cachent coquettement sous les ombrages de plantes grimpantes et d'arbres séculaires. Chacune d'elles a son nom, inscrit à son fronton, et tout enguirlandé de verdure et de fleurs : elles s'appellent *Eugenia*, *Anna*, *Lucia*, *Concordia*, la *Rosière*, gracieux noms, attraits de plus pour ces aimables demeures, où l'on voudrait s'arrêter, pour en savourer les jouissances, comme ce voyageur dont parle Bossuet, qui lui aussi, sur le chemin de la vie, voulait s'attarder à cueillir des fleurs, à s'enivrer de leurs parfums; mais la grande voix du temps, comme autrefois celle du grand évêque, nous criait : *marche*, *marche!*

Les églises de Wiesbaden sont remarquables; elles sont de vastes proportions et construites en pierres rouges. L'église catholique a deux beaux clochers sculptés à jour; l'église réformée, de style ogival, sur la place du Palais-Impérial, est surmontée de cinq flèches, dont l'une s'élève hardiment à 300 pieds de hauteur, et l'église russe se distingue par ses coupoles bulbeuses et dorées.

Voilà, en quelques lignes rapidement esquissées, un aperçu de la physionomie de Wiesbaden. On y trouve une eau minérale abondante, précieuse dans un grand nombre d'états morbides, et, en même temps, tous les raffinements du confortable, de l'élégance, et de la richesse. Si Wiesbaden est une ville d'eaux et de cure thermale, elle est aussi une ville de luxe et de plaisir.

MAYENCE — WORMS — HEIDELBERG — SPIRE
FRANCFORT-SUR-LE-MEIN

MAYENCE — WORMS — HEIDELBERG — SPIRE FRANCFORT-SUR-LE-MEIN

En une demi-heure, le chemin de fer nous mène à MAYENCE, ville de cinquante-cinq à soixante mille âmes, plus considérable, par conséquent, mais d'un aspect moins séduisant que Wiesbaden. Le traité de Campo-Formio, en 1797, en avait fait une ville française, et le chef-lieu du département du Mont-Tonnerre; mais, en 1815, le congrès de Vienne la donna au Grand-Duc de Hesse-Darmstadt, et maintenant elle fait partie de l'empire d'Allemagne, dont elle est une des principales citadelles. Sa position, en effet, est des plus importantes, au confluent du Mein et du Rhin, et sur la rive gauche du fleuve. Ainsi que Coblentz, elle fourmille de soldats; une triple enceinte de murs, de fossés et de bastions l'entoure, et ses environs sont hérissés de forts et de casernes; c'est une place de guerre de premier ordre. Nous y sommes arrivés par un beau pont de pierre, sur le Rhin, construit en 1862, au-dessus de l'embouchure du Mein.

Le monument le plus intéressant de Mayence est la cathédrale, ou *Dom*, dédiée à saint Martin; c'est un édifice de vastes proportions, d'apparence grandiose, mais de forme bizarre. Elle n'a ni portail, ni entrée principale; on y pénètre par une simple porte latérale; les deux extrémités sont fermées, et arrondies comme une abside ; ce sont deux chœurs se faisant face, séparés l'un de l'autre par la longueur de la grande nef, et précédés chacun d'une nef transversale ou transept, surmontée d'une coupole très élevée, et de deux clochers. On dirait deux églises réunies en une seule, n'ayant, ni l'une ni l'autre, de portail, et soudées ensemble par une nef longitudinale, aboutissant au chœur de chacune d'elles.

Cette singulière église, commencée au dixième siècle, a été détruite par plusieurs incendies, et rebâtie aux treizième, quatorzième et quinzième siècles. Elle est remarquable non pas seulement par son étendue, par son élévation, par sa forme originale, par ses deux coupoles et ses quatre clochers, mais encore par une multitude de somptueux monuments funéraires appartenant à six siècles différents, sculptés en pierre, ou en marbre, adossés les uns aux piliers, les autres aux chapelles : ce sont, pour la plupart, les tombeaux des archevêques de Mayence.

L'archevêché de Mayence était, au moyen âge, le plus important de toute l'Allemagne. Les archevêques de Mayence avaient les titres de *Princes, d'Archichanceliers de Germanie, de Vicaires de l'Empire*, pendant les interrègnes ; ils avaient le premier rang, parmi les sept Grands Électeurs et c'était eux qui, au sacre des Empereurs d'Allemagne, dans la cathédrale de Francfort, leur posaient sur la tête le couronne impériale. Aujourd'hui, Mayence n'est plus qu'un simple évêché.

A la cathédrale est annexé un très beau cloître, aux colonnes, aux ogives, aux rinceaux et aux arabesques du quatorzième siècle ; il est tout rempli aussi de tombeaux.

C'est à Mayence que naquit, dans les premières années du quinzième siècle, Jean Guttemberg, le glorieux inventeur de l'imprimerie; mais c'est à Strasbourg, où il s'était retiré, qu'il fit connaître, en 1441, son admirable découverte, l'une des plus grandes, sinon la plus grande des temps modernes. Plus tard, il revint habiter sa ville natale, où il imprima plusieurs livres, la Bible en particulier, *Biblia latina*, ne cessant pas de travailler au perfectionnement du nouvel art dont il était le créateur; aussi Mayence lui a décerné une statue de bronze qui orne la plus belle place de la ville.

Parmi tant de souvenirs, il y en avait un, à Mayence, qui, pour ma chère Pauline, dominait tous les autres : c'était le souvenir de son père. Il avait à peine dix-huit ans quand il fit, en 1812, comme engagé volontaire, toute la campagne de Russie jusqu'à Moscou. Grâce à sa robuste constitution, à sa mâle et indomptable énergie, il supporta sans défaillance les dangers, les fatigues, les misères et les mille souffrances qui avaient presque anéanti notre armée. Mais, à la fin, lorsque, dans la trop fameuse retraite, il était parvenu à gagner Mayence, à bout de forces, épuisé par tous les genres de privations, et par une lutte incessante et surhumaine contre les poursuites acharnées de l'ennemi, et les effroyables rigueurs d'un implacable hiver, il avait été pris par le typhus. Aussitôt que la nouvelle leur en arriva en France, sa mère et sa sœur, malgré la rigueur de la saison et les difficultés du voyage, se mirent en route, ne sachant pas si elles le trouveraient encore vivant. La joie, le bonheur qu'il eut de les revoir, et les soins dévoués qui lui furent prodigués, le rétablirent d'une manière inespérée, et le mirent à même de reprendre du service dans la noble carrière militaire, où il devait s'élever aux grades supérieurs, mériter les distinctions les plus enviées, et laisser un nom justement honoré.

En une heure, nous sommes à Worms. Cette ville de quinze mille âmes, située sur la rive gauche, et à un quart d'heure du Rhin, est toute remplie des souvenirs de Luther. En 1521, Charles-Quint y réunit une diète solennelle, qu'il voulut présider lui-même. Luther, par ordre de l'Empereur, fut sommé d'y comparaître, pour y être jugé. Ses amis, craignant pour lui quelque danger, le dissuadaient d'obéir. — « *J'irai*, leur répondit l'audacieux réformateur, *j'irai, au nom du Seigneur, dussé-je y voir autant de diables, qu'il y a de tuiles sur les toits.* » — Il s'y rendit en effet, et comparut devant la diète; il refusa de se rétracter, et soutint énergiquement ses doctrines. Alors l'Empereur le condamna à sortir de Worms, le déclara *hérétique et schismatique,* et le mit au ban de l'Empire. Luther s'enfuit précipitamment, pour ne pas être arrêté, et se retira dans la Thuringe, au château de la Wartburg, dont nous parlerons au chapitre suivant.

A peine est-on sorti du chemin de fer, que les regards sont attirés, sur la grande place qui précède la ville, par un monument important, et d'apparence tout à fait originale: c'est le monument de Luther. Le moine hérésiarque est représenté debout, dans l'attitude de la parole et de l'inspiration. Sa statue de bronze, et plus grande que nature, est entourée d'une douzaine d'autres statues de bronze également, et placées sur des socles moins élevés. Les unes sont allégoriques, et personnifient les villes qui ont joué le rôle le plus actif dans l'histoire de la réformation, Augsbourg, Spire et Magdebourg; les autres représentent les principaux personnages qui préparèrent, ou défendirent la réforme, par le glaive ou par la parole : *Savonarole*, le célèbre dominicain de Ferrare qui révolutionna Florence, en chassa les Médicis, et y proclama la République; le savant *Mélancthon*, l'ami de Luther, qui s'efforçait, par la douceur de son caractère, de modérer la fougue impétueuse de l'ardent et intrépide novateur ; *Jean Huss*, excommunié par le pape Alexandre V, et condamné au concile de Constance à être brûlé vif; *Philippe le Magnanime*, Landgrave de Hesse, qui signa la confession d'Augsbourg, et fit partie de la ligue des princes protestants; l'Anglais *Wiclef*, qui attaquait la confession, niait la primauté du siège de Rome, et traitait le pape d'*Ante-Christ*.

La réunion de toutes ces statues, cette assemblée de personnages de bronze, tous hérétiques, groupés comme une garde d'honneur, et debout autour de Luther, qui les domine de toute la hauteur de ses proportions colossales, forment le coup d'œil le plus étrange, et le plus pompeux, en même temps qu'on puisse se figurer.

Tout près de cette apothéose du protestantisme, on aperçoit la cathédrale ou *Dom*, qui, heureusement, est conservée au culte de la religion catholique; nous en avons éprouvé une impression inattendue, et une réelle et agréable surprise. La cathédrale de Worms, dédiée à saint Pierre, est une église de premier ordre; elle a, comme celle de Mayence, deux coupoles et quatre clochers, trois larges et magnifiques nefs; mais comme Mayence aussi, elle manque de portail principal, et ses deux extrémités sont arrondies en forme d'absides; elle est du style roman du dixième et du onzième siècle, entretenue avec le plus grand soin, et dans la plus parfaite intégrité.

En dehors de la ville et dans un faubourg, nous avons visité une autre église catholique du quinzième siècle, sous le vocable de *Notre-Dame;* elle est entourée de vignes qui produisent un excellent vin très renommé, appelé le *lait de Notre-Dame.* Autour de Naples, sur les pentes du Vésuve qui descendent vers Pompéï et Castellamare, on récolte un vin fameux connu sous le nom de *lacryma Christi* (larme du Christ). On raconte qu'un jour un moine qui se délectait dans les vapeurs enivrantes de ce vin délicieux, s'écria, dans un transport de voluptueuse gourmandise: *O utinam sic semper Christus lacrymaretur!* (*Oh! puisse le Christ verser toujours de pareilles larmes!*)..... Si ce moine gourmet et sensuel eût été notre compagnon de voyage, sans doute nous l'aurions entendu dire aussi: *Oh! puisse le lait de Notre-Dame pétiller toujours dans nos verres!.....* C'est qu'en effet ce vin, d'une saveur piquante et parfumée, est comparable à nos meilleurs crus de Reims, de Châlons et d'Épernay!

A quatre heures et demie nous quittons Worms. A Mannheim, nous traversons le Rhin, au-dessus de son point de jonction avec le Mein. A sept heures nous arrivons à HEIDELBERG; le jour baisse, le soleil se couche, c'est le moment propice pour visiter les ruines; donc, en voiture, et gravissons la colline qui monte au château : en une demi-heure nous sommes au milieu de ces ruines gigantesques justement appelées l'*Alhambra de l'Allemagne*, doublement saisissantes, et par leurs proportions colossales, et par leur magnifique situation à mi-côte de la montagne, qui domine la ville d'Heidelberg, le cours du Neckar et la vallée du Rhin. La demi-obscurité du soir nous empêche de distinguer tous les détails de ce merveilleux panorama, de ces terrasses, de ces voûtes ogivales, de ces tours aériennes, de ces murs cyclopéens, de ces colonnes, de ces statues d'anges, de guerriers, d'Empereurs, de femmes, de nymphes, de Renommées, qui, tout autour de nous, se profilent dans l'ombre, et nous apparaissent comme des visions imaginaires, comme des revenants d'un autre âge, comme des êtres légendaires, planant sur nos têtes, et peuplant les ténèbres de leurs formes indécises et fantastiques. Oui, c'est l'heure des ruines; les vapeurs, les voiles de la nuit qui s'élèvent de la vallée et les enveloppent comme d'une atmosphère de deuil sont la couleur qui leur convient ; les teintes sombres et lugubres s'harmonisent avec elles, et ajoutent un charme de plus à la poésie de leur grandeur et de leur tristesse.

Le lendemain matin, au soleil levant, et à la lumineuse clarté d'un ciel sans nuage, nous revîmes, à loisir, tout ce magique tableau, dont la soirée de la veille ne nous avait laissé entrevoir qu'un vague et nébuleux ensemble.

Le château d'Heidelbergé tait la demeure des Princes Électeurs palatins; c'est un immense assemblage de constructions de styles différents; chaque Prince Électeur y ajoutait une aile, une tour, une terrasse, et chaque époque est reconnaissable à ses caractères architecturaux : on y trouve les ogives, les piliers, les chapiteaux du treizième et du quatorzième siècle; les sculptures, les richesses profuses, et tout l'art décoratif des quinzième et seizième siècles. De majestueuses et monumentales façades, des frontons triangulaires supportés par quatre ou cinq rangées de colonnes superposées, étonnent, autant par leur hardiesse et leur élévation, que par la grâce, le luxe et la délicatesse de leur ornementation. On gravit des escaliers à demi détruits, on parcourt, à différents étages, des galeries, des salles sans plafond et à ciel ouvert, des musées où sont conservés les plus précieux souvenirs du Palatinat, de ses Électeurs, de son histoire, et de la splendeur de cette habitation princière. Tout, dans ce château, porte la double empreinte de la magnificence et de la grandeur. Un puits a 300 pieds de profondeur, des murs ont 3 mètres d'épaisseur; dans les caves, deux tonneaux ont une contenance l'un de 60,000, l'autre de 140,000 litres; une large plate-forme offre les plus admirables points de vue, sur la ville d'Heidelberg, sur la vallée du Neckar, sur les montagnes boisées environnantes, et sur le cours du Rhin, qu'on aperçoit dans un lointain vaporeux.

Pourquoi faut-il que la ruine de ce merveilleux palais soit l'œuvre de la France? Pendant la guerre de trente ans, en 1688 et 1693, les armées françaises, sous les ordres du général Mélac et du maréchal de Lorges, s en emparèrent, et pour obéir à Louvois, y mirent le feu, et en opérèrent la destruction. Hier, dans la cathédrale de Worms, on nous montrait de désastreux vestiges du passage de ces mêmes armées, et ce soir, dans la cathédrale de Spire, on nous en fera voir de plus déplorables encore. Quand donc la France se déshabituera-t-elle de pareils forfaits, indignes d'une nation civilisée! Mais, hélas! de nos jours, n'en est-elle pas venue à glorifier la barbarie et le vandalisme, en se donnant pour édiles et pour représentants les chefs d'un gouvernement de lèse-humanité, qui s'appelait *la Commune*, qui dévasta Paris, massacra les otages, et brûla la bibliothèque du Louvre, et les Tuileries!

En continuant à gravir la montagne, on arrive, par des allées agréablement couvertes, à un restaurant-belvédère, d'où l'on embrasse un panorama plus vaste encore que celui de la plate-forme du château. Oserai-je dire que nous y avons fait sauter le bouchon d'une bouteille d'un vin exquis du Neckar? c'était de la couleur locale, sur les bords mêmes du Neckar que nous voyions couler à nos pieds, et qui, tout en baignant de ses eaux paisibles la plus riante des vallées, s'en allait, sous nos yeux, se perdre dans le Rhin.

A onze heures, départ pour Spire; cette ville de quinze mille habitants est à une demi-heure d'Heidelberg; en 1797, elle était française, et sous-préfecture du département du Mont-Tonnerre; aujourd'hui elle fait partie de la Bavière. Le principal attrait de Spire est sa cathédrale, du nom de *Notre-Dame*. Cette immense et magnifique église, beaucoup plus belle que celle de Worms, est du style roman du onzième et du douzième siècle; elle est la plus grande de toute l'Allemagne, après la cathédrale de Cologne; elle fut commencée en 1030, par l'Empereur Conrad II. Pendant la guerre de Trente ans, en 1689 et 1694, les Français la saccagèrent, et en firent un magasin de fourrages. Mais en 1820, les rois de Bavière et les Empereurs d'Autriche en ordonnèrent la complète restauration, et la remirent, à grands frais, dans son état primitif, en y ajoutant de magnifiques peintures murales. Elle est surmontée de quatre tours et de deux coupoles; son portail principal, reconstruit de 1854 à 1858 par le roi Louis de Bavière, est orné d'une belle rosace et de plusieurs statues, qui font cortège à celle de la sainte Vierge; l'aigle impérial à deux têtes plane au-dessus de la porte du milieu, et le lion palatin est placé au-dessus des deux portes latérales. Le portique, appelé *kaiserhalle*, qui précède l'église, est orné des statues des huit empereurs d'Allemagne ensevelis dans la crypte; ces statues sont entourées de mosaïques sur fond d'or.

L'aspect intérieur de la cathédrale est à la fois grandiose, riche et imposant; trois nefs se déploient largement. Le maître-autel, rehaussé d'un couronnement que supportent quatre colonnes en marbre rose, est sous la principale coupole, on y monte par dix-neuf marches; la nef transversale a 90 pas de longueur. Tous les murs sont couverts de belles fresques peintes sur fond d'or, qui représentent les faits les plus importants des livres sacrés ; nous y avons surtout admiré Melchisédech, l'Eucharistie, le martyre de saint Étienne, magnifiques compositions qui font honneur à l'école de Munich. Au milieu de la grande nef, on remarque quatre dalles de marbre, sculptées en forme de roses, et qui indiquent la place même où saint Bernard, abbé de Clairvaux, prêcha la croisade, l'an 1146. Sa prédication fut si entraînante que l'Empereur Conrad III partit immédiatement pour la Terre-Sainte. Sous le chœur, s'étend la crypte, soutenue par vingt piliers; c'était la chapelle sépulcrale des Empereurs d'Allemagne; plusieurs d'entre eux y avaient leurs tombeaux; les Français les ont violés et brisés pendant la guerre de Trente ans; ils ont même creusé, à côté des fonts baptismaux, du neuvième siècle, des trous de mine que l'on nous a montrés, et qui étaient destinés à faire sauter l'église.

Sur une place plantée d'arbres, au côté oriental de la cathédrale, se trouve un magnifique monument en marbre blanc, représentant la grande et douloureuse scène du Jardin des Oliviers. Le Sauveur est à genoux, dans l'attitude de la prière : *prolixiùs orabat;* un ange lui apparaît, *confortans eum;* autour de lui, les disciples sont endormis *erant enim oculi eorum gravati;* derrière lui, Judas est debout; d'un œil oblique et sournois, il regarde les soldats qui viennent pour s'emparer de Jésus; du doigt il leur montre, il leur désigne le divin Maître : *ipse est, tenete eum!* Jamais la trahison et la perfidie n'ont été rendues d'une manière plus saisissante, jamais aussi la sereine majesté du visage adorable de l'homme-Dieu n'a été plus admirablement représentée.

En 1529, Charles-Quint réunit à Spire une diète célèbre; il y fit condamner solennellement les partisans de Luther, qui protestèrent contre cette condamnation, et cette *protestation* qu'ils remirent à l'Empereur leur valut le nom de *Protestants.*

A six heures, nous étions de retour à Heidelberg, à notre charmant hôtel Victoria, que nous recommandons à tous nos amis, et à huit heures nous partions pour FRANCFORT-SUR-LE-MEIN, où nous arrivions à onze heures du soir, à l'hôtel d'Angleterre.

Nous sommes là, au centre, et sur la place principale de cette grande ville de cent trente mille âmes, la patrie de Gœthe et des Rothschild, le comptoir des plus gros millionnaires et des plus riches banquiers de l'Allemagne; elle fut ville libre de 1815 jusqu'en 1866, où fut prononcée son annexion à la Prusse. Nos fenêtres s'ouvrent sur le *Rossmarkt*, vaste place ornée d'un monument bizarre; c'est une fontaine, consacrée aux trois inventeurs de l'imprimerie : Guttemberg, Fust et Schœffer ; leurs trois statues sont debout sur le même piédestal; autour de ce groupe, d'aspect singulier, sont assises les statues allégoriques de la Théologie, de la Science, de l'Industrie, de la Poésie, et des jets d'eau s'échappent de têtes d'animaux représentant les quatre parties du monde. De larges rues, bordées d'opulentes maisons, nous offrent, dans toutes les directions, de longues et belles perspectives.

C'est dimanche : nous allons d'abord à la cathédrale Saint-Barthélemy; elle est remplie d'une foule édifiante et recueillie; on y célèbre la messe; nous y assistons. Cette église de style gothique, des douzième, treizième et quatorzième siècles, et nouvellement restaurée, est remarquable, moins par ses grandes et artistiques proportions, que par la richesse de son ornementation. Depuis le douzième siècle, tous les Empereurs d'Allemagne y étaient couronnés, et les souvenirs de ces pompeuses cérémonies sont retracés sur tous les murs. On ne voit, dans toute la longueur des nefs, que peintures à fresques, représentant les diverses phases du couronnement; ce sont, avec tous les costumes du temps, de magnifiques processions, de splendides cortèges, des corps de musique, des hallebardiers, des hommes de guerre, revêtus d'armures de toutes sortes, des Chevaliers, des Landgraves, des Margraves, les trois archevêques de Mayence, de Trèves et de Cologne, Grands Électeurs de l'Empire, et enfin, sous un dais de drap d'or, l'Empereur escorté des évêques, des princes, des hauts dignitaires de toute l'Allemagne; rien de plus animé, de plus pittoresque que ces tableaux historiques et religieux, fidèle traduction des mœurs et des coutumes de cette grande époque qu'on appelle *le moyen âge!* Les autels sont richement décorés, et une tour, d'une ravissante élégance architecturale, s'élève au-dessus de cette belle et intéressante église.

On nous conduit à la maison de Gœthe, dont le grand-père était maréchal-ferrant; cette maison dans laquelle il est né, où il a composé une partie de *Werther* et ses premières poésies, est de très simple apparence ; elle porte, sur une plaque de marbre blanc, cette inscription :

ICI NAQUIT JEAN WOLFGANG GŒTHE,
LE 28 AOUT 1749.

On nous fait voir, sur une place entourée de constructions monumentales, sa statue de bronze, qu'accompagnent les attributs allégoriques de ses principaux ouvrages, et les emblêmes du drame, de la poésie et de l'épopée. On nous mène ensuite dans la rue des juifs (*Judengasse*). C'est au numéro 153 de cette rue étroite, sombre et tortueuse que sont nés tous les Rotschild ; leur mère y a passé sa vie, et y est morte en 1849, sans avoir jamais voulu quitter cette petite et modeste maison, pour aller habiter le palais où ses fils avaient établi, non loin de là, leur luxueuse résidence et le siège de leurs immenses opérations financières. Puis, en suivant la belle promenade du Taunus et les magnifiques jardins plantés sur l'emplacement des anciennes fortifications, nous arrivons au chemin de fer, et à 9 heures nous partons pour Wilhemshoë.

NAUHEIM — MARBURG

SAINTE ELISABETH DE HONGRIE — WILHELMSHOË

CASSEL

EISENACH — LA WARTBURG — WEIMAR

NAUHEIM — MARBURG
SAINTE ELISABETH DE HONGRIE
WILHELMSHOË — CASSEL
EISENACH — LA WARTBURG — WEIMAR

A une heure environ de Francfort, nous passons à NAUHEIM, station thermale chère à la médecine. Ses eaux minérales, très chargées de chlorure de sodium, ressemblent beaucoup à celles de Kreuznack : elles se prennent en boisson et en bains. En boisson, elles sont légèrement purgatives, apéritives et toniques pour les fonctions digestives; elles sont indiquées, par conséquent, dans les cas de dyspepsie, d'inertie de l'estomac et de l'intestin; en bains, elle exercent sur l'ensemble du système nerveux une action stimulante des plus actives, et dès lors utile dans l'anémie et le lymphatisme. La principale source, le *Grosser-sprudel*, jaillit à 6 mètres du sol, à la température de 31 degrés, en colonne bouillonnante, d'une blancheur éblouissante, et tellement volumineuse, qu'elle peut, à elle seule, alimenter huit cents bains par jour.

Plus loin, nous apercevons la ville de MARBURG, l'une des résidences, au treizième siècle, des Landgraves de Thuringe. Au milieu de cette ville, gracieusement étagée sur le versant d'une colline, s'élève l'église monumentale de *Sainte-Elisabeth*, dont le souvenir, resté vivant et populaire, est particulièrement vénéré dans toute cette partie de l'Allemagne.

Fille d'un roi de Hongrie, elle avait épousé le Landgrave Louis de Thuringe, à qui elle avait été fiancée dès ses premières années. Elle entourait son mari, qui lui rendait amour pour amour, de toutes les tendresses de son âme; et en même temps, de concert avec lui, elle s'adonnait à toutes les pratiques de la piété la plus fervente envers Dieu, et de la charité la plus inépuisable envers les pauvres. Ces deux jeunes époux n'étaient pas seulement le plus parfait modèle de toutes les vertus conjugales, ils étaient encore le plus touchant exemple de l'accomplissement des devoirs imposés aux princes pour le bonheur des peuples; aussi le château de la Wartburg, qu'ils habitaient, était en bénédiction dans toute la contrée; ses portes s'ouvraient largement à tous les délaissements; toutes les misères y trouvaient un soulagement, et toutes les douleurs une consolation.

Le Landgrave Louis, d'une foi chrétienne ardente, eut le courage de se séparer de sa chère Elisabeth, pour marcher à la délivrance du tombeau de Jésus-Christ, et il partit pour la croisade ; mais, attaqué d'une fièvre pernicieuse dans le cours de ce long voyage, il mourut avant d'avoir pu mettre le pied sur la terre sainte.

Dès lors, tout bonheur était fini pour Elisabeth; son existence était brisée; Dieu seul lui restait pour refuge et pour soutien. Elle quitta le château de la Wartburg (que nous visiterons dans deux jours), tout plein encore de son précieux souvenir : *in memoriâ œternâ erit justus*, elle se retira dans cette ville de Marburg, que nous avons là, sous nos yeux, et le vendredi saint de l'an 1229, n'ayant encore que vingt-deux ans, renonçant définitivement au monde, elle prononça ses vœux dans un monastère de l'ordre de saint François.

Deux années se passèrent pour elle dans la prière, les mortifications, les bonnes œuvres, la visite des pauvres, le soin des malades, et l'exercice de tous les devoirs auxquels elle s'était volontairement consacrée. Comme la Rachel de l'Évangile, elle était inconsolable, elle ne cessait pas de pleurer, puisqu'elle avait perdu celui qu'elle aimait, *flebat irremediabilibus lacrymis.* « Mais, dit M. de Montalembert, dans l'admirable livre où il a écrit son histoire, ses pleurs coulaient comme d'une source tranquille et cachée, sans jamais rider son visage, sans altérer en rien ni la pure beauté ni la placidité de ses traits; ils n'y ajoutaient qu'un charme de plus ; c'était le dernier épanchement d'un cœur auquel nulle parole ne pouvait plus suffire. »

Ses austérités, ses fatigues, son irrémédiable douleur épuisèrent ses forces, et portèrent une sérieuse atteinte à sa santé; elle tomba gravement malade. Un jour, pendant son sommeil, le Seigneur, en se servant, nous dit encore M. de Montalembert, des belles et touchantes paroles du livre des Cantiques, lui révéla que son heure était arrivée de venir à lui, dans une vie meilleure : « Allons, ma fille bien-aimée! l'épreuve a été assez longue, elle est finie; le triste hiver de votre vie est passé, avec tous ses orages et toutes ses souffrances; voici que se lève, pour vous, l'aurore du printemps éternel; venez recevoir la couronne de mes élus. *Jam hiems transiit, imber abiit et recessit : surge, amica mea, et coronaberis...!* — Avez-vous entendu, dit Élisabeth, en s'éveillant, aux personnes qui l'entouraient, avez-vous entendu des chants mélodieux et divins? Il me semblait voir voltiger, autour de moi, des oiseaux qui s'envolaient en chantant dans les airs! — Ma fille, lui répondit son confesseur, le vénérable père Conrad, ce sont les habitants du ciel qui chantent votre triomphe et votre bienvenue parmi eux! — Ah! repartit Élisabeth, voici l'époux qui vient chercher son épouse! » Ce furent ses dernières paroles, et son âme s'envola dans les cieux, où elle retrouva, pour ne plus le quitter jamais, celui qu'elle avait tant pleuré : *tuis enim fidelibus, Domine, vita mutatur, non tollitur et dissolutâ terrestris hujus habitationis domo, æterna in cœlis habitatio comparatur* : Seigneur, pour ceux qui vous sont fidèles, la mort n'est que le passage à une autre vie, et quand vous brisez leurs liens terrestres et passagers, ce n'est que pour les réunir éternellement dans les cieux!

C'était dans la nuit du 19 novembre 1231; la Sainte avait à peine accompli sa vingt-quatrième année!

Si les idées de l'homme sont volages, si son esprit est naturellement instable et mobile, cette instabilité se manifeste surtout dans les voyages, où le changement incessant des lieux amène nécessairement le changement et la diversité des impressions et des pensées.

Tout à l'heure, devant Marburg, nous étions tout entier aux souvenirs de sainte Élisabeth, la patronne de Celle qui, pendant 19 ans, fut la douce et bien-aimée compagne de ma vie, et dont la mémoire me sera toujours chère et vénérée.

Actuellement nousvoilà devant WILHELMSHOË, le château où Napoléon III a été retenu prisonnier pendant six mois, après la désastreuse journée de Sedan. Il est midi et demi; un omnibus nous conduit, en un quart d'heure, à l'hôtel Schombart, situé dans une dépendance du parc; c'est le moment du dîner; trois cents convives, au moins, sont assis autour de plusieurs rangées de tables qui s'étendent à perte de vue, dans une immense salle à manger, sous la présidence d'un buste colossal de l'Empereur Guillaume. A deux heures, le repas est terminé; la foule se précipite dans le parc; elle gravit, et nous gravissons avec elle, au pas accéléré, et par une pluie battante, des allées sinueuses bordées d'arbres séculaires, de toutes les essences, et d'une prodigieuse grosseur; nous escaladons les pentes rapides de la colline qui fait face au château, et au moment même où, après une heure de rude montée, nous atteignons, ruisselants de sueur et de pluie, le point d'où partent les eaux, nous voyons un homme agiter son chapeau, et donner ainsi le signal de leur jaillissement.

Quelques explications sont ici nécessaires : les eaux de Wilhelmshoë ont une réputation européenne; elles sont plus saisissantes et plus grandioses que celles de Versailles et de Péterhoff; elles étonnent davantage.

A Versailles et à Péterhoff c'est l'art, un art merveilleux, sans doute, qui a tout fait. A Wilhelmshoë, au contraire, c'est la nature; l'art n'intervient que pour une faible part, ou plutôt il se cache et se dissimule avec une habileté infinie, derrière la grande et inimitable nature. Ces eaux attirent une multitude de voyageurs, de tous les pays; elles étaient donc dans notre programme; mais elles ne jouent qu'une fois par semaine, le dimanche, et pendant une heure seulement, de 3 heures à 4 heures.

Or, nous avions à résoudre un véritable et difficile problème de stratégie : partant de Paris le mardi soir, il nous fallait voir les bords de la Moselle et les bords du Rhin, nous arrêter à Trèves, à Coblentz, à Wiesbaden, à Mayence, à Worms, à Heidelberg, à Spire, à Francfort, ne pas manquer au devoir dominical, et nous trouver le dimanche à Wilhelmshoë, pour l'heure des eaux. Eh bien! toutes les études de chemins de fer, de bateaux à vapeur, d'heures de départ et d'heures d'arrivée, de durée de trajet, de temps à consacrer à toutes nos stations; tout cela avait été si bien préparé, arrangé, combiné par ma chère Pauline, que, sans avoir rien omis, rien négligé de tout ce que nous offrait d'intéressant ce long voyage, nous arrivions à Wilhemshoë, et sur la colline même des eaux, au moment et à la minute précise où nous allions les voir, du haut de cette colline même, tomber à nos pieds en magnifiques cascades, aux acclamations de la foule.

Cette colline, cette montagne a pour couronnement une pyramide de 32 mètres de hauteur sur le sommet de laquelle est placée une statue colossale d'Hercule. A la base de cette pyramide, on aperçoit une large ouverture béante, une sorte de caverne; c'est de là que, tout à coup, sortent les eaux. On les voit sourdre à gros bouillons, se répandre, s'étaler en large nappe, et, de cascade en cascade, de chute en chute, descendre, avec une majestueuse lenteur, tout le long des flancs de la montagne. Plus bas, c'est une tout autre scène; ce sont des torrents furieux, qui bondissent, se brisent avec fracas, dans des gorges profondes, au milieu de rochers sauvages. Plus bas encore, c'est une rivière qui se précipite à flots tumultueux, et qui, de la cime d'un étroit rocher, se jette, s'élance d'un seul bond dans l'abîme, et tombe au fond d'un étroit et rocailleux ravin, qu'elle remplit du mugissement et de la poussière de ses eaux; enfin, tout à fait en bas, c'est une gigantesque colonne liquide, dont l'énorme volume jaillit à une étonnante hauteur; on dirait un volcan qui rejetterait dans les airs toutes les masses d'eau descendues du sommet de la montagne.

Le château de Wilhelmshoë était le palais d'été des Princes Électeurs de Hesse, princes de Hanau. Trois jours avant notre départ de Paris, le 15 août, jour de l'Assomption, nous avions eu l'honneur de déjeuner, chez un des membres les plus distingués du clergé de Notre-Dame-des-Victoires, M. l'abbé Schæpfer, avec le prince de Hanau, dont le père, en 1866, avait été violemment dépossédé, par la Prusse, de toute la principauté de la Hesse Électorale, dont il était le souverain depuis 1815.

Le château de Wilhelmshoë est dans une admirable et ravissante situation. Il est perché sur une colline, à une lieue de la ville de Cassel, à laquelle il est relié par une large et magnifique avenue, en ligne droite, plantée d'une quadruple rangée d'arbres. L'une de ses façades plane sur un immense horizon, sur toute la vallée, au milieu de laquelle se trouve la ville de Cassel, avec tous ses palais, ses parcs et ses jardins; l'autre s'ouvre sur le parc, l'un des plus grands et des plus beaux assurément, qui existent au monde. Il embrasse des collines et des vallées, et sa surface accidentée s'étend, par monts et par vaux, à des distances que seules les voitures peuvent franchir. La végétation y est splendide, d'une puissance extraordinaire, les arbres d'une grosseur phénoménale; de la plate-forme du château et de ce côté, le coup d'œil est vraiment enchanteur; on domine les jardins qu'entourent, de toutes parts, des collines boisées; à l'extrémité de la percée du milieu, on aperçoit, dans le lointain, au sommet de la colline, la statue d'Hercule, qui s'élève sur sa pyramide au-dessus de la grande cascade. A gauche, par-dessus les arbres, se détachent, sur une autre colline, les tours, les tourelles, les murs crénelés, les fenêtres ogivales, les toits en poivrières, du château de Louisburg, ancienne et féodale demeure des vieux Landgraves de la Hesse Électorale. Nous avons traversé ses ponts-levis, parcouru ses appartements moyen âge, grimpé dans ses galeries extérieures, du haut desquelles on est ébloui par le plus merveilleux des panoramas; les yeux se promènent, se reposent avec délices, sur des parterres de fleurs, sur des vallons et des coteaux, couverts de hautes futaies, sur une nature tour à tour riante et sauvage, dont les teintes et les aspects variés forment un tableau qu'on ne peut se lasser d'admirer.

Mais ce que nous voulions voir surtout, c'était le château, qui pendant six mois, en 1870 et 1871, avait servi de prison à notre malheureux Empereur Napoléon III. Nous avons donc visité tous ses appartements tristement historiques ; ils sont princiers, tant par leurs vastes proportions que par la richesse de leurs décorations. Toutes choses s'y trouvent exactement dans l'état où elles étaient, lors de la captivité de l'Empereur : le lit, le cabinet de travail, les petits et grands salons, la salle à manger où, tous les jours, la table était servie pour vingt couverts. Tous les meubles, tous les ornements, toutes les tentures de ces appartements, vraiment royaux, sont du style Empire ; c'est qu'en effet ils étaient l'habitation de Jérôme Bonaparte, roi de Westphalie, de 1806 à 1813. Singulière destinée ! cruelle ironie du sort ! décrets impénétrables de la Providence ! instabilité des grandeurs humaines !..... le neveu, vaincu, déchu, dépossédé de son Empire, est fait prisonnier, et sa prison est le palais même du Roi son oncle, déchu et dépossédé, lui aussi, de son Royaume !

Après cette journée remplie par tant d'impressions et d'émotions diverses, nous couchons à l'hôtel Schombart, sous les ombrages du parc.

Le lendemain matin, nous partons, en tramway,

pour Cassel, charmante ville de 30 à 40,000 âmes, très propre, très bien bâtie, sillonnée de belles et larges rues, dans une situation élevée, avec de pittoresques perspectives sur les campagnes environnantes. De 1806 à 1813, elle était la capitale du royaume de Westphalie; de 1815 à 1866 la capitale de la Hesse Électorale, et depuis 1866 la Prusse se l'est annexée, pour l'englober dans le nouvel Empire d'Allemagne. Elle a une très grande place, ornée de la statue équestre du Landgrave Frédérick II, contemporain de Louis XV. L'un des palais qui entourent cette place est un musée de statues; nous y avons vu les bustes de Napoléon 1er, de Pauline Borghèse, sa sœur préférée; de sa mère, Lætitia; de la reine Hortense, mère de Napoléon III; tous ces bustes, de marbre, sont des chefs-d'œuvre de Canova.

Au sortir de ce musée, nous descendons dans les jardins du palais de *Marmorbad;* ces jardins, dessinés par Le Nôtre, sont le bois de Boulogne de Cassel; les promeneurs, les chevaux, les voitures circulent autour d'une vaste pelouse bordée de statues, et sous les frais ombrages de percées qui s'étendent, à perte de vue, à travers une plantureuse forêt.

Le principal attrait de Cassel était, pour nous, le musée de peinture, dans le palais de *Bellevue*, au pied duquel se déploie un vaste et magnifique horizon. Ce musée est en effet un des beaux musées d'Europe. Les Écoles hollandaise et flamande y sont splendidement représentées par de nombreux chefs-d'œuvre de Rembrandt, de Rubens, de Wan-Dyck, de Ruysdaël, de

Gérard Dow, de Wouvermans. Mais parmi tous ces chefs-d'œuvre, il en est un, qui, plus que tous les autres, a excité notre admiration, et dont nous ne pouvions nous détacher. C'est *la bénédiction de Jacob aux deux enfants de Joseph, Ephraïm et Manassé;* le Patriarche est à demi couché ; son fils Joseph debout le contemple, avec la plus touchante expression de piété filiale et de vénération ; les deux petits-enfants sont à genoux, les mains jointes, les yeux à demi baissés, osant à peine, par respect, les lever sur le vieillard, qui dans un élan d'ineffable tendresse étend ses bras sur leur tête, et se soulève pour les bénir. Le génie de Rembrandt était à la hauteur de cette magnifique scène de l'ancien Testament, dont il a été le digne et sublime interprète.

Nous retournons à Wilhelmshoë, à notre excellent hôtel Schombart, et, le jour suivant, dès le matin, le chemin de fer nous emmène à EISENACH, petite ville du grand-duché de Saxe-Weimar, où la duchesse d'Orléans se retira, avec ses enfants, après les événements de 1848.

Nous sommes là dans la Thuringe, c'est-à-dire dans le plus délicieux pays qu'on puisse rêver : c'est la Suisse, avec sa verdure et sa fraîcheur, avec ses montagnes et ses collines boisées, avec ses ruisseaux limpides et ses vallées verdoyantes et fleuries. Les yeux sont, de tous côtés, charmés par une nature tantôt riante et gracieuse, tantôt sévère et grandiose, toujours variée, mais toujours admirable dans ses aspects.

A une demi-lieue de la ville s'élève, au sommet d'une

montagne, le château féodal du douzième et du treizième siècle de la WARTBURG. Hardiment perché sur la cime d'un rocher, il semble d'un accès impossible; ses robustes murailles crénelées et ses tourelles pointues dominent tout le paysage, et leur masse imposante se dresse fièrement au-dessus des sapins étagés sur le versant de la montagne. C'était la demeure des Landgraves de Thuringe; ce fut celle de sainte Élisabeth de Hongrie, au treizième siècle, et de Luther, au seizième. Une voiture nous y conduit; mais, aux trois quarts de la montée, les pentes deviennent si raides, qu'elle ne peut aller plus haut, et ce n'est qu'en gravissant des escaliers, taillés dans le roc, que nous atteignons le château.

C'est une véritable forteresse, un château fort, tel que le moyen âge savait les construire, imprenable par sa position, qui défiait toutes les attaques, imprenable aussi par ses créneaux, ses meurtrières, ses bastions, la hauteur et l'épaisseur de ses murs, mais en même temps, admirable par la merveilleuse poésie de sa situation, au-dessus de toutes les cimes environnantes. C'est comme un point perdu dans l'espace, isolé dans un monde supérieur, au milieu des airs, d'où les yeux embrassent, observent tous les pays d'alentour, et se promènent avec ravissement dans tous les lointains de l'horizon. La *Wartburg*, complètement restaurée en 1847, est aujourd'hui ce qu'elle était au douzième et au treizième siècle, quand sainte Élisabeth l'habitait avec son mari, le Landgrave Louis de Thuringe. On y voit la chapelle, l'oratoire particulier de la Sainte, d'immenses salles d'armes, des salles de Chevaliers, des salles d'audience et de banquets. Tous les murs, peints à fresques et en style du temps, en retracent les hauts faits, les histoires et les légendes.

En 1521, Luther, condamné à la diète de Worms, fut pendant un an détenu prisonnier dans ce château par son ami l'Électeur Frédérick de Saxe, qui le protégeait ainsi contre les dangers dont il était menacé. C'est là qu'il fit la traduction de la Bible. Nous avons vu sa chambre, de très pauvre apparence, sa table de travail, le grossier escabeau qui lui servait de siège. Un jour, dans un accès de colère, il lança son encrier contre le mur, où il fut brisé. La tache d'encre qui en résulta a été soigneusement conservée; elle est encore parfaitement visible, et nous l'avons vue.

Pour nous ramener à Eisenach, notre voiture nous fit traverser les sites les plus délicieux de la Thuringe; nous parcourons, sous de frais ombrages, les plus charmantes vallées, *Marienthal*, la vallée de *Marie;* nous admirons, en passant, d'élégantes villas. Comme à Wiesbaden, elles ont chacune leur nom; l'une s'appelle *Ma solitude*, l'autre *Ma fantaisie*. Notre guide nous fait mettre pied à terre, et nous introduit dans la vallée d'*Anna, Annathal.* C'est une vallée en miniature, une vallée d'enfant, de petite fille, de poupée; elle n'a, dans toute sa longueur, qu'un mètre de large. Il est impossible de rien imaginer de plus coquet, de plus joli, de plus gracieux; nous marchons un à un, touchant de nos deux mains en même temps les deux parois émaillées de fleurs, drapées de plantes grimpantes, égayées par toutes les nuances de verdure, agréablement sinueuses, et se perdant à des hauteurs où notre vue ne pouvait atteindre.

Au sortir de cette vallée enfantine, nous retrouvons, avec notre voiture, de larges horizons, des points de vue toujours accidentés et pittoresques, et, de retour à Eisenach, nous partons, à cinq heures, pour *Weimar*. A l'une des stations les plus importantes, nous lisons le nom d'ERFURT : c'est une place forte, une ville de 50,000 âmes. Que de souvenirs éveillés par ce nom! C'est là qu'en 1808, Napoléon, vainqueur à Austerlitz, à Iéna, à Friedland, et suprême arbitre de la paix de Tilsitt, rassembla le fameux congrès de Souverains, connu sous le nom d'*Entrevue d'Erfurt*. Il était alors à l'apogée de sa gloire, dans tout l'éclat de sa puissance, et les Souverains, réunis autour de lui, parmi lesquels était l'Empereur de Russie, lui faisaient une cour, un cortège de têtes couronnées. Talma reçut l'ordre d'arriver, et il accourut de Paris, pour interpréter ses admirables rôles de Corneille et de Racine, devant *un parterre d'Empereurs et de Rois!* quelle radieuse, quelle éblouissante époque! Hélas! qu'elle est loin de nous!

A 7 heures, nous étions à WEIMAR, résidence du Grand-Duc, et capitale du grand-duché de Saxe-Weimar-Eisenach; c'est une ville de 18,000 âmes, bien bâtie avec larges rues, calme et silencieuse : elle est célèbre par tous les grands hommes, par tous les écrivains qui l'ont habitée, et dont on y voit les tombeaux, ce qui lui a valu le nom de *Nécropole des poètes de l'Allemagne*.

On l'appelle aussi l'*Athènes du Nord*, car, depuis le siècle dernier, les Grands-Ducs, ses souverains, modernes Périclès, n'ont cessé d'y attirer et d'y couvrir d'une protection toute spéciale les génies littéraires de leur époque. Gœthe et Schiller, ces deux amis inséparables, d'un caractère si différent, mais qui se complétaient l'un par l'autre, y passèrent ensemble, et dans la plus cordiale intimité, plus de vingt années de leur existence; Schiller y mourut en 1805, et Gœthe en 1832. Le même piédestal réunit, sur la place principale, leurs deux statues de bronze, debout et se tenant par la main, et le même tombeau renferme leurs deux corps, placés côte à côte, dans la sépulture ducale; ils avaient vécu de la même vie, et la mort ne les a pas séparés.

L'éloquent et doux Herder, qui mérita d'être appelé le *Fénelon de l'Allemagne*, et Wieland, à qui le nombre et la variété de ses écrits firent donner le nom de *Voltaire allemand*, furent encore, ainsi que l'historien Seckendorf, et le fécond auteur dramatique Kotzebue, les illustrations de cette petite ville de Weimar, le glorieux rendez-vous des hommes de science et de poésie. Madame de Staël, bannie de Paris en 1802, se retira dans ce *sanctuaire des lettres*, et pour se consoler des rigueurs de l'exil, elle y étudia la littérature allemande, avec Gœthe, Wieland et Schiller.

Weimar est resté fidèle à ses traditions littéraires; elle n'a pas cessé d'être un centre, un foyer de travaux intellectuels; elle possède un grand nombre d'écoles, un séminaire, un gymnase, de précieuses collections artistiques, une bibliothèque de 150,000 volumes, que nous avons visitée, où nous avons vu des médailles, des curiosités, des souvenirs historiques de toutes sortes; le froc de Luther, sa robe de moine, les portraits, les statues de Gœthe, de Schiller, de Herder, de Wieland.

Dès le soir de notre arrivée, avant de prendre pied à notre hôtel de Russie, *Russischer-hoff*, nous parcourûmes les rues principales, plantées d'arbres, bordées de jardins, au milieu desquels on aperçoit de petites maisons, paisibles retraites, éloignées de tout bruit, de toute agitation, et bien faites pour le calme qui convient à la culture de la science et des lettres. Le lendemain, dès le matin, nous allons à la maison de Schiller; on nous introduit dans les appartements, ornés, comme de son vivant, de portraits de famille; dans sa chambre à coucher, une couronne de lauriers est déposée sur l'oreiller de son lit mortuaire. Toutes choses sont religieusement conservées dans l'état où il les avait mises lui-même et à la place qu'elles occupaient, il y a quatre-vingts ans, le jour de sa mort. Nos doigts se sont promenés sur les touches de son clavecin, sur lequel est étendue sa guitare, et nous avons osé nous asseoir sur son fauteuil, devant sa table de travail. On nous a montré ensuite la maison de Gœthe, le palais ducal, et après une station à la bibliothèque, notre voiture nous a menés, par une belle et longue avenue de marronniers, au château et au parc du *Belvédère*, habitation de plaisance du Grand-Duc, puis au cimetière; nous y avons vu le tombeau ducal, où reposent ensemble Gœthe et Schiller : ce fut notre dernière station à Weimar, et nous sommes partis pour Leipsick.

LEIPSICK — DRESDE — PRAGUE — RATISBONNE

LEIPSICK — DRESDE — PRAGUE RATISBONNE

Il était onze heures environ, quand nous quittâmes Weimar. Depuis notre entrée en Allemagne, nous avions toujours parcouru des pays accidentés, entrecoupés de rivières, de montagnes, de collines et de vallées, offrant, par conséquent, les sites les plus pittoresques et les plus capables de charmer les yeux par l'imprévu, la variété et la beauté des aspects. Mais la scène allait changer : au lieu de cette nature si riche, de ces magnifiques forêts, de cette végétation plantureuse, de ces perspectives si riantes et si grandioses des bords de la Moselle, du Rhin, du Neckar, des Palatinats et de la Thuringe, nous allions traverser des plaines immenses, semblables aux plaines de la Beauce, de la Brie et de la Champagne ; nos yeux allaient se perdre dans le vague d'horizons nus, monotones et sans limites, régions d'une triste et désespérante platitude, sans arbres et presque sans verdure. Tel est le pays, de Weimar à Leipsick, et de Leipsick à Dresde.

Mais si de pareilles zones à franchir fatiguent et déconcertent le voyageur, elles sont au contraire recherchées par les hommes de guerre ; ils y trouvent eur véritable errain, les vastes espaces et la configuration du sol, dont ils ont besoin pour les manœuvres stratégiques, pour le mouvement, le déploiement et la mise en action des armées. Nous étions en effet sur le théâtre de combats acharnés, de luttes sanglantes, de mêlées formidables, dont les palpitants souvenirs animaient et peuplaient, pour nos esprits, le triste désert de ces solitudes.

Nous traversions le champ de bataille de Rosbach ; en 1757, le Grand Frédérick, roi de Prusse, y avait battu le maréchal de Soubise, et en mémoire de sa victoire, il y avait fait élever une colonne, que renversa Napoléon vainqueur, à son tour, des Prussiens, le 14 octobre 1806, à Iéna. Plus loin, voici les champs de Lutzen où, le 2 mai 1813, Napoléon battit les Russes et les Prussiens réunis. Ces mêmes champs de Lutzen avaient été déjà illustrés en 1632 par Gustave-Adolphe, roi de Suède, allié de la France, sous Louis XIII ; il y avait battu les Impériaux, nos ennemis ; mais il y avait, en même temps, perdu la vie. L'année dernière, à Stockolm, dans l'église où les Rois de Suède ont leur sépulture, nous avions vu son glorieux tombeau, tout entouré de trophées de victoire, encadrant, comme épitaphe, ces deux mots : *Moriens triumphavit :* sa mort fut un triomphe.

A deux heures, nous sommes à Leipsick, l'une des villes les plus importantes du royaume de Saxe et de toute l'Allemagne ; sa population est de cent trente-cinq mille à cent quarante mille âmes ; tout y respire la richesse et la grandeur ; les rues sont larges et magnifiques ; les regards rencontrent partout des maisons monumentales, de splendides hôtels, de somptueux palais, des édifices grandioses, des squares élégants, de vastes places, ornées de statues de bronze, parmi lesquelles nous avons remarqué Luther, Hahnemann, le père de l'homœopathie, le prince Poniatowski, le célèbre compositeur Sébastien Bach, auteur de tant de délicieuses mélodies, qui mourut, en 1750 à Leipsick, après y avoir passé la majeure partie de sa vie. Leipsick est, à la fois, une ville de commerce, de science et d'étude. Elle possède une université, fameuse dans toute l'Allemagne, et fréquentée par un très grand nombre d'étudiants ; elle a une très belle promenade, le parc de *Rosenthal*, dont nous avons parcouru, en voiture, les longues et sinueuses allées, gracieusement tracées sous les plus épais ombrages.

Désireux d'être renseigné sur l'état religieux de la ville, qui est luthérienne, nous avons sonné à la porte d'un prêtre catholique, qui, heureusement, parlait français d'une manière assez intelligible. Son costume était demi-laïque, il ne revêt la soutane qu'à l'église seulement. Nous eûmes, de lui, l'accueil le plus aimable ; il nous conduisit à la seule église catholique de la ville, qu'il nous fit ouvrir, car elle est fermée, toute la journée, à partir du moment où les messes sont terminées. L'évêque diocésain est à Dresde. Les offices du dimanche sont chantés en langue allemande par les fidèles eux-mêmes, et les jours de fête, en langue latine, par une société musicale, appelée *la Cecilia*. Il n'y a, à Leipsick, que neuf mille catholiques, et quatre prêtres seulement ; mais ces quatre prêtres sont, en outre, chargés de desservir une très grande étendue de pays. En effet, dans un rayon de plus de vingt lieues autour de la ville, il n'y a pas une seule église, et pas un seul prêtre catholique, en sorte que les prêtres de Leipsick sont journellement appelés à de très grandes distances, pour remplir les devoirs de leur ministère, auprès des catholiques disséminés dans des contrées lointaines.

Nous étions descendus à *l'hôtel de Prusse*, hôtel historique, où Napoléon a couché dans les nuits du 16 au 19 octobre 1813, au moment de la bataille de Leipsick; la chambre qu'il a occupée est au premier étage, et s'ouvre sur la grande place de la ville; nous aurions voulu l'occuper aussi; mais elle n'était pas libre; nous n'avons pu que la visiter; malheureusement elle n'est plus ce qu'elle était autrefois, c'est une vaste pièce élégamment meublée, sans aucun souvenir de son hôte Impérial, sans aucun caractère distinctif, et tout à fait semblable à celle qui nous avait été dévolue immédiatement au-dessus.

Le lendemain de cet après-midi, passé à Leipsick, nous partons à neuf heures, pour Dresde. Encore des plaines, d'interminables plaines! ce sont celles de la bataille de Leipsick, la plus meurtrière de l'empire, la plus terrible des temps modernes. Elle dura trois jours; elle fut livrée, par Napoléon, sous les murs de la ville, dans les journées des 16, 18 et 19 octobre 1813. Ce fut une lutte sanglante et acharnée; les Allemands l'appelèrent la *bataille des Nations*, à cause du grand nombre des nationalités, auxquelles appartenaient les combattants. Il y avait trois cent mille alliés, contre notre armée, forte seulement de cent cinquante mille hommes. Après une lutte héroïque et désespérée, mais par trop inégale, les Français, trahis par les Saxons, et accablés par le nombre, furent forcés de battre en retraite.

A onze heures, nous arrivions à DRESDE, et nous descendions à l'hôtel de *Bellevue;* excellent hôtel, qui justifie son nom, car on y jouit, de tous côtés, de ravissants points de vue. Il est situé au bord de l'Elbe, tout près du beau pont de quinze arches, en face de la cathédrale, du palais du Roi, des musées, de l'escalier monumental qui monte aux allées du *Belvédère*, et à côté du grand Opéra. Pendant les trois journées de notre séjour à Dresde, nous y avons passé de délicieux moments, sur la terrasse qui domine l'Elbe. Nous aimions y prendre nos repas, à ciel ouvert, et sous le mouvant ombrage du feuillage et des fleurs qui se balançaient gracieusement sur nos têtes; nous contemplions le cours paisible du fleuve, le va-et-vient des bateaux à voiles et à vapeur, et quand était venu le soir, les teintes assombries du crépuscule et de la nuit, qui donnaient à toutes choses des formes vagues et indécises, ajoutaient encore au charme et à la poésie du tableau.

La population de Dresde est de deux cent mille âmes; c'est la capitale du royaume de Saxe; c'est aussi une des villes les plus agréables de toute l'Allemagne. On y trouve de magnifiques rues plantées d'arbres, qui s'étendent sur les deux rives d'un large fleuve; des promenades et des jardins, où les fleurs les plus variées, nuancées et disposées avec un art ingénieux, dessinent de ravissantes figures, des armoiries, des arabesques, aux capricieux contours, des mosaïques, aux vives et séduisantes couleurs. On y trouve des musées qui se placent au premier rang, parmi les plus beaux de l'Europe; des collections de tous genres, d'une valeur inappréciable ; des églises, où l'on entend la plus délicieuse musique; un château, un parc Royal, un opéra, d'un style élégant et grandiose, auquel sont attachés d'éminents artistes.

Les musées sont tout un monde, et des mois entiers ne suffiraient pas à étudier tous les objets précieux, tous les souvenirs historiques, toutes les merveilles artistiques qu'ils renferment. Ici, c'est la *Galerie Verte*, le musée des diamants, des perles fines, des rubis, des saphirs et des émeraudes; il y en a pour des centaines de millions. Il est voisin du musée des meubles, des bronzes, des ivoires et des émaux. On y voit de la vaisselle d'or et d'argent; des aiguières d'un grand prix; des coupes d'or, enrichies de saphirs, présents de Pierre le Grand; un Christ, des chevaux sculptés en ivoire, par Michel-Ange. Plus loin, c'est le musée de peinture, où sont représentés les plus grands maîtres de toutes les écoles par de très nombreux chefs-d'œuvre; notons la fameuse Vierge, dite de *Saint-Sixte*, de Raphaël ; elle est seule, entourée d'un riche encadrement, et rayonnante d'une incomparable splendeur, dans un salon, toujours rempli d'admirateurs, assis devant elle, pour mieux contempler dans son idéale beauté, un des plus éblouissants triomphes du génie.

Un autre palais renferme le musée des *Antiques*, peuplé de statues grecques, et romaines, et le musée des *Porcelaines*, où sont réunies plus de *six cent mille pièces*, rangées par ordre chronologique, de toutes les époques, de tous les pays, de toutes les fabriques. Tout ce que le Japon et la Chine ont produit de plus parfait, tous les plus beaux ouvrages de Sèvres et de la Saxe sont là, fascinant les yeux par la pureté, la grâce, la magnificence de leur forme, de leur coloris et de leur dessin.

Dans un troisième palais, sont rassemblées les plus nombreuses collections qu'il y ait au monde, d'armes et d'amures de guerre, de luxe, de chasse, à l'usage des nations les plus anciennes, comme les plus modernes, les plus sauvages, comme les plus civilisées, ou bien ayant appartenu aux monarques, aux généraux, à tous ceux qui ont laissé les noms les plus illustres dans l'histoire de tous les peuples. Nous y avons vu l'épée de Charles XII, roi de Suède; l'armure de Jean Sobieski, roi de Pologne, le jour où il écrasa les Turcs sous les murs de Vienne en 1683, et la tente de Kara-Mustapha, leur généralissime, toute drapée des plus riches étoffes de la Perse. Nous y avons tenu dans nos mains la cuirasse d'Auguste II, roi de Pologne, du poids de 40 *kilogrammes;* quatre dépressions indiquent qu'elle avait reçu quatre balles impuissantes à la traverser. On m'a coiffé du casque de fer d'un Landgrave du treizième siècle, tellement épais et tellement lourd, que je m'en sentais écrasé, et c'est à peine si je pouvais marcher, quand je portais, en même temps, sa gigantesque épée.

Quels hommes ! quels colosses étaient donc nos aïeux du moyen âge ! de quelle force herculéenne ils étaient doués ! et comme, à côté d'eux, nous sommes devenus petits, mous et dégénérés !

Des salles immenses, des galeries à perte de vue, sont remplies d'une multitude de personnages historiques, d'hommes de guerre, de Preux, de Chevaliers, de Landgraves, de Margraves, de Rois, d'Empereurs, tous à cheval, éperonnées et bottés, la lance au poing, le casque en tête, et revêtus de leurs cottes de mailles et de leurs cuirasses. A voir leurs chevaux si impatients dans leurs allures, on dirait qu'ils vont s'élancer pour la bataille, pour le tournoi, ou pour la parade. Toutes ces armures sont historiques, et quelques-unes, d'or, d'argent, sont d'un merveilleux travail, ciselées avec un art infini. Tous ces chevaux, tous ces cavaliers, bardés de fer, fièrement rangés comme pour un combat ou pour une revue, sont d'un effet prodigieux, fantastique, impossible à décrire.

En 1840, la ville de Dresde acheta, pour en faire un grand hôpital, le palais *Maccolini*. Aujourd'hui, on pourrait s'y croire encore dans un palais, plutôt que dans un hôpital. Les salles s'ouvrent sur un parc magnifique, un vrai parc de palais, avec pelouses, corbeilles de fleurs, arbres séculaires, statues de marbre, bassins à cascades, à eaux jaillissantes. Aucun de nos établissements hospitaliers de Paris n'est aussi luxueux. De longues galeries couvertes offrent aux malades, pour les mauvais temps, une promenade agréable et facile. Le docteur *Fiedler*, médecin en chef, et de plus, le premier médecin du Roi, voulut bien nous faire l'accueil le plus empressé, et nous conduire lui-même, dans toutes les divisions de ce vaste et bel hôpital de sept cents lits, où l'on soigne tous les genres de maladies, aiguës, chroniques, cutanées, syphilitiques et mentales. Nous parcourûmes avec lui, accompagné d'un nombreux personnel d'élèves, externes et internes désignés sous le nom d'*assistants*, le quartier des aliénés, et toute la série des salles principales, nous arrêtant partout, aux cas les plus intéressants. Arrivés aux salles de dermatologie, le docteur Fiedler nous fit l'honneur de nous inviter à exposer les différents modes de traitement des maladies de la peau, de nature herpétique et scrofuleuse. Malheureusement ceux qui devaient m'écouter ne savaient pas un mot de français, et moi, pas un mot d'allemand. Je n'en parlai pas moins, avec tout l'entrain que donne l'assurance d'être bien compris, car mon savant confrère traduisait en allemand toutes mes paroles avec une étonnante rapidité.

Après ces quelques moments, donnés à la science, je visitai, suivi de tous mes auditeurs, les appartements, habités dans ce même palais Maccolini, par Napoléon, pendant le congrès qu'il y tint, en juillet 1812; ils sont contigus à ceux du prince de Metternich. En inscrivant mon nom, sur un livre qui me fut présenté, j'y joignis l'expression de ma gratitude, pour la réception si honorable qui m'avait été faite.

Le Roi actuel de Saxe, qui se nomme Charles-Albert, a son palais voisin de la cathédrale et des musées.

C'est un édifice carré, lourd, sans style architectural, et surmonté d'une tour de 118 mètres. Les appartements, que nous avons visités, ont été occupés par Napoléon, après la famese bataille, qu'il livra, sous les murs de Dresde, les 26 et 27 août 1813, à l'armée combinée des Russes, des Autrichiens et des Prussiens. Le général Moreau, en combattant dans les rangs de nos ennemis, y fut tué par un boulet qui lui fracassa les deux jambes. Un monument que l'on aperçoit, dans la campagne, à une demi-lieue de la ville, indique la place où tomba le traître.

Désirant, comme à Leipsick, voir un prêtre catholique, nous montâmes au presbytère, attenant à la cathédrale; nous y fûmes très gracieusement reçus par l'abbé *Klein*, qui parlait assez bien français, qualité très rare à Dresde, où, en dehors de l'hôtel, personne ne vous comprend, où l'on ne peut se procurer le moindre renseignement, la plus petite indication, même pour se diriger dans sa route, quand on se sent égaré. Dans un pays étranger, rien n'est plus triste, que de se voir isolé, perdu, au milieu de la foule qui passe, sans entente, sans communication possible avec qui que ce soit.

Notre conversation, avec l'abbé Klein, nous fut donc très agréable; nous étions heureux de lui entendre parler notre langue : « La population de Dresde, nous disait-il, est, en grande majorité, luthérienne, mais la Cour est catholique, et catholique fervente. Tous les dimanches, le Roi, la Reine, la famille royale, assistent à tous les offices, dans la cathédrale, qui est, en même temps, l'église Royale. Ils suivent les processions, en grand costume, escortés des pages et des dignitaires de la couronne. Ils ne s'en tiennent pas à ces démonstrations religieuses extérieures et solennelles; dans leur vie intime, ils sont d'une régularité exemplaire, et d'une charité inépuisable. Depuis les événements de 1870-1871, la Saxe a conservé son autonomie, son gouvernement, ses lois, ses usages; seulement, en temps de guerre, elle est forcée de fournir son contingent, et de marcher avec l'armée impériale. »

A quatre ou cinq lieues au-dessous de Dresde, sur la rive gauche de l'Elbe, est la ville de MEISSEN ou MISNIE, berceau, depuis le onzième siècle, de la dynastie des Margraves héréditaires de Misnie, et plus tard, l'une des résidences des Princes Électeurs de Saxe. Le bateau à vapeur, en descendant le cours de l'Elbe, nous mène, en 2 heures 1/2, à cette ville, qui nous intéressait, à deux points de vue, d'abord par son château, et ensuite par sa manufacture de porcelaine.

Nous gravissons, en voiture, les pentes très raides de la colline, qui s'élève au bord de l'Elbe, et au sommet de laquelle est bâti le château. Ce château féodal, des douzième, treizième, quatorzième et quinzième siècles, hardiment planté sur la cime d'un rocher qui plonge verticalement dans l'Elbe, est une véritable merveille. Il a été, tout dernièrement, l'objet de la restauration la plus intelligente et la plus artistique. Ses murailles, peintes à fresques, retracent toute l'histoire des vieux Margraves du moyen âge, et des vieux Électeurs de Saxe, qui l'habitaient. Les appartements sont pourvus de tous les meubles de l'époque; tout y est élégant, somptueux, mais, en même temps, sévère, imposant et grandiose. Les voûtes de ses escaliers, de ses galeries, de ses vastes salles décrivent les courbes les plus harmonieuses; leurs puissantes nervures s'appuient, avec une grâce infinie, sur des piliers d'une incomparable légèreté; les ogives, les rosaces de ses hautes et larges fenêtres sont d'une grâce et d'une richesse de dessin, que l'on ne se lasse pas d'admirer. Pour contempler les magnifiques perspectives qui se déroulent, sur le cours de l'Elbe, et sur toutes les campagnes environnantes, si l'on entr'ouvre leurs verrières inférieures, le vent qui souffle, avec violence, sur ces hauteurs, à travers les tours et les créneaux, fait entendre les bruits les plus étranges, des sifflements aigus, d'effrayants éclats, de sourds et sinistres mugissements; on dirait les cris et les hurlements sauvages des monstres fantastiques, des Gorgones, des Chimères, des Dragons et des Vampires, qui allongent leur hideuse et grimaçante figure, à tous les étages, sur toutes les galeries extérieures, tout le long des arêtes, et jusqu'au sommet des tours de l'immense et antique manoir.

Une grande, et très belle église du treizième siècle, une cathédrale, fait partie du château. Ses nefs élancées, sont peuplées de statues, et dallées de pierres tombales, artistement sculptées, qui recouvrent la sépulture des Margraves; le portail de cette église est surmonté d'une magnifique tour du quatorzième siècle.

C'est dans cette même ville de Meissen que se trouve la fameuse manufacture de porcelaines de Saxe, fondée en 1710, à une époque où aucune autre n'existait encore en Europe. Ses produits sont un luxe des plus recherchés : on les admire dans toutes les habitations princières, et sur les plus riches étagères. Au château Royal de Stockholm ; à Potsdam, dans le petit palais de Babelsberg, demeure favorite de l'Empereur Guillaume ; dans les palais de Péterhoff, et dans le musée de Dresde, nous en avions vu de splendides collections. La manufacture Royale de Saxe ne connaît, au monde, qu'une seule rivale : c'est notre manufacture nationale de Sèvres ; elle aussi, fournit à tous les musées, et aux plus somptueuses habitations, des ornements, des produits artistiques non moins beaux et non moins enviés.

Sous la conduite d'un guide spécial qui nous donne toutes les explications les plus intéressantes et les plus techniques, nous visitons les ateliers, qui occupent 700 ouvriers; nous suivons toute la série des travaux, des manipulations que subit le précieux kaolin, jusqu'au moment où, prenant les formes les plus gracieuses et les plus variées, la sculpture et la peinture en font de merveilleux objets d'art.

En une heure, le chemin de fer nous ramène à Dresde, et, le soir, nous assistons, au grand Opéra, à la représentation du *Lohengrin* de Richard Wagner. L'Opéra de Dresde, que nous ne comparerons pas à celui de Paris, le premier, le plus magnifique de tous, incontestablement, n'en est pas moins un des plus remarquables de toute l'Europe. Sa façade se déploie largement, en une courbe monumentale, enrichie des statues des plus illustres auteurs et compositeurs dramatiques; la salle est vaste et richement décorée, la mise en scène soignée, et les artistes, chanteurs et instrumentistes, à la hauteur de leur mission.

Avant notre départ de Paris, notre savant confrère et ami, M. le docteur Le Sourd, rédacteur en chef de la *Gazette des hôpitaux*, qui avait fait le voyage d'Allemagne, nous avait dit : « Ne manquez pas d'être à Dresde, un dimanche, et d'y assister à la grand'messe de la cathédrale, elle se chante à onze heures, et à grand orchestre, c'est splendide! » — Nous n'avions garde de faire défaut à cette recommandation, très importante pour nous, en raison de la valeur que nous attachons aux appréciations de notre éminent confrère; nous fûmes donc exacts pour la messe de Dresde, comme nous l'avions été pour les eaux de Wilhelmshoë, et le dimanche, 30 août, nous étions à la cathédrale, à 10 heures.

C'est une grande et belle église du dix-septième siècle, du même style, moins somptueusement ornée, mais beaucoup plus vaste, que la chapelle du château de Versailles, sous le vocable de *Notre-Dame*, et surmontée d'une tour de 110 mètres. Elle était pleine d'une foule compacte et recueillie, les hommes, parmi lesquels je fus requis de me placer, occupant, seuls, le côté droit, et les femmes, seules aussi, le côté gauche.

Après un sermon, en allemand, l'office commença : la tribune du grand orgue et les tribunes latérales furent remplies par le personnel tout entier de l'opéra : orchestre au complet, instruments de toutes sortes, à cordes et à vent, cymbales, tambourins, trompettes, harpes et violons, chanteurs de toutes les voix, hommes et femmes. Ce furent d'admirables chants, de magnifiques accords : ces masses chorales et instrumentales si nombreuses, si nourries, donnant, toutes à la fois, inondaient l'église des flots d'une imposante et grandiose mélodie. Une voix de femme seule, une voix de mezzo-soprano, soupira délicieusement, avec un sentiment exquis, et un charme séraphique l'*Agnus Dei* de Mozart : c'était splendide, comme vous me l'aviez dit, cher confrère Le Sourd ; oh ! comme vous savez bien faire mentir votre nom ! et comme votre oreille, fine et délicate, sait bien entendre et retenir les divines et harmonieuses beautés de la musique sacrée ! Toutefois, nous regrettons que notre plain-chant de Paris, soit inconnu en Allemagne. Nous aurions voulu que notre grand *Credo de Dumont*, si solennel, si profondément religieux, fût chanté, à l'unisson par toutes ces voix, soutenues par tous ces instruments, c'eût été sublime !

A midi, l'*Ite missa est* nous donnait le signal du départ, non pas seulement de la cathédrale, mais encore de Dresde, et, à 1 heure, la vapeur nous emportait sur la route de Prague.

La zone des plaines est passée, nous sommes dans un pays accidenté, alpestre, appelé la *Suisse saxone ;* le chemin de fer accolé à l'Elbe, dont il suit tous les contours, remonte le fleuve qui s'écoule encaissé entre deux chaînes de hautes montagnes, tantôt incultes, abruptes et rocheuses, tantôt moins élevées, verdoyantes et couvertes d'immenses vergers, nous dirions presque de forêts de pruniers chargés de fruits ;

nature tour à tour riante et sauvage, que nous ne pouvions nous lasser d'admirer, dans son infinie et ravissante variété.

A Bodégand, la douane Autrichienne nous arrête; nous quittons, avec la Saxe, le nouvel empire d'Allemagne, pour entrer dans l'ancien Royaume de Bohême, c'est-à-dire dans une des plus importantes dépendances de l'Autriche, et à sept heures nous descendons à PRAGUE, SUR LA MOLDAU, *à l'hôtel Victoria.*

Si Dresde est une des villes les plus agréables de toute l'Allemagne, une de celles où l'on trouve la plus grande somme de jouissances, où l'on a les plus belles vues, les plus beaux jardins, les plus beaux musées, la plus belle musique religieuse et profane, Prague est assurément une des plus importantes, une de celles qui offrent le plus d'intérêt par ses richesses, par ses souvenirs historiques et sa pittoresque originalité. C'est la capitale de la Bohême, elle a deux cent vingt-cinq mille habitants, une célèbre université, dont l'hérésiarque Jean Huss, brûlé vif en 1415, au concile de Constance, a été le recteur en 1409. Elle a deux écoles de médecine bien distinctes que nous avons visitées, l'une est l'école tchèque ou slave, fréquentée par les élèves de la Bohême, de la Silésie et de la Moravie, dont l'origine remonte aux peuplades qui, vers la fin du cinquième siècle, émigrèrent des vallées supérieures de la Vistule pour s'établir dans la Bohême. Les cours s'y font en langue tchèque ou slave, idiome dérivé des langues russe, serbe et polonaise, et que l'on parle le plus généralement en Bohême ; cette école a six cents élèves. L'autre école, spécialement affectée aux Allemands proprement dits, n'en a que trois cents.

Prague s'étend sur les deux rives de la Moldau, large rivière qui, avant de se jeter dans l'Elbe, partage la ville en deux parties. Sur la rive droite, c'est la ville du commerce, la ville des étrangers, des hôtels, du mouvement, des boutiques élégantes, des théâtres, des rues larges, vivantes et animées. Sur la rive gauche c'est la ville de la noblesse, des palais, des monastères et des églises. Sur la rive droite c'est la ville des affaires, de l'activité scientifique et commerciale, mais avec un cachet d'originalité, un caractère moyen âge, et une couleur locale que l'Allemagne ne nous avait pas encore offerts. Au milieu des riches étalages d'étoffes, de bijoux, d'objets d'art, et d'ameublement qui bordent les plus belles rues, on est tout surpris de voir de non moins riches magasins de cercueils, dont les formes élégantes et gracieuses, et la luxueuse ornementation sont exposées à tous les regards, de manière à exciter les convoitises des passants, et à tenter les amateurs. Nous avons retrouvé là nos souvenirs de la Hongrie et de Pesth, où l'on cultive aussi, et avec le même goût, la même spécialité industrielle.

A côté de larges boulevards, égayés par la circulation des promeneurs, des équipages, des voitures de toutes sortes, on pénètre dans la *Judenstadt* ou *Ghetto*, c'est-à-dire le quartier des juifs, affreux labyrinthe de rues étroites, malpropres et tortueuses, et de maisons obscures et infectes, dans lesquelles est entassée toute une population israélite, race tout à fait à part que l'on ne rencontre pas ailleurs, qui reste parquée, confinée dans ces bouges, dans ces repaires où elle se meut, s'agite et traficote; toujours reconnaissable à son type qui n'appartient qu'à elle, à son costume judaïque, et à la saleté de tout son accoutrement. Elle vit là, s'y marie, s'y multiplie et y meurt; elle y a sa misérable synagogue et son cimetière, où les tombes, pressées les unes contre les autres, sont hérissées d'un fouillis, d'un pêle-mêle inextricable, de pierres informes et grossières creusées d'inscriptions hébraïques. L'incurie, le désordre qui sont le propre des enfants d'Israël, survivent à leur existence, et se retrouvent jusque dans leur mort.

Dans la même partie de la ville est la grande place, le *Grosse Ring* remarquable par trois monuments; une statue de la *sainte Vierge* au centre, sur l'un des côtés, une belle et vaste église datant du quinzième siècle, dont le portail est surmonté de deux clochers de 84 mètres, aux parois de chacun desquels sont greffés, à différentes hauteurs, huit clochetons qui accompagnent avec une gracieuse hardiesse la flèche principale; on dirait des branches qui se détachent de la tige élancée d'un arbuste aérien. Sur l'autre côté c'est le *Rathhaus*, ou hôtel de ville, édifice du quatorzième siècle, à fenêtres ogivales, dont la façade soutenue par d'élégants piliers, est décorée des statues de plusieurs Souverains Allemands. A l'un des angles de cette façade s'élève la tour qui renferme la célèbre horloge, devant laquelle stationnent continuellement des groupes de curieux, avides d'assister au spectacle bizarre que donne son ingénieux mécanisme. A toutes les heures, un bruit étrange se produit dans la tour, et trois portes souvrent : à la première, apparaît le génie de la mort, sous la forme d'un hideux squelette armé de sa faux; la seconde, laisse voir, en l'air, une grosse cloche, devant laquelle défilent autant de personnages qu'il y a de coups à frapper pour marquer l'heure; chacun de ces personnages se tourne vers le public, salue, puis donne un coup de marteau sur la cloche et disparaît; à la troisième porte un coq bat bruyamment des ailes; mais cette porte se ferme comme les deux premières, et tout est fini, tout rentre dans le silence! N'est-ce pas là une triste, mais saisissante image de la vie? La mort la mène, elle en est à la fois la compagne et le terme; toutes les heures nous en rapprochent; en vain, comme les personnages de l'horloge, essayons-nous de nous y attarder; elle est là, elle nous pousse, l'heure sonne, il faut marcher; en vain, voulons-nous résister, regimber, nous récrier : la tombe nous fait taire, en se fermant sur nous, comme la porte de l'horloge sur le coq.

C'est encore dans la même partie de la ville, que nous avons admiré une fontaine monumentale, dans le style du quatorzième siècle, consacrée à saint Jean Népomucène; et c'est aussi de ce même côté que sont situés les grands hôpitaux militaire et civil; nous les avons visités l'un après l'autre, ils sont voisins et leurs larges façades s'étendent dans le haut, et à extrémité de la ville, sur une très grande place plantée d'arbres. A l'hôpital militaire, plusieurs officiers nous accueillirent de la manière la plus courtoise, et en hommes du meilleur monde; mais en dépit de nos efforts, et de la bonne volonté déployée de part et d'autre, il nous fut impossible de nous comprendre. En désespoir de cause, l'un des officiers, bien avisé, nous fit signe de le suivre, et il eut l'extrême obligeance de nous conduire à l'hôpital civil, et de nous présenter au directeur, le docteur Pelc. Le français heureusement ne lui étant pas tout à fait inintelligible, il comprit que que nous désirions visiter l'hôpital, et il fit appeler les docteurs Winterritz et Bursik, qui voulurent bien, pendant deux heures, nous faire voir tous les détails de ce grand établissement qui contient neuf cents malades; il a deux divisions, l'une pour les Tchèques ou Slaves, l'autre pour les Allemands des deux sexes. Les Slaves nous ont paru avoir un sang plus vigoureux, une constitution plus forte que les Allemands; c'était aussi l'avis de nos savants confrères, qui nous faisaient remarquer, chez les Allemands hommes et femmes, la prédominance de l'anémie et du lymphatisme, et la fréquence des engorgements et des suppurations ganglionnaires, dans un très grand nombre de maladies, et en particulier dans les affections de la peau, les plus étrangères à celles qui sont l'expression de la diathèse scrofuleuse.

Mais si grande que soit la satisfaction que nous procure la visite de ce bel hôpital, si pressantes que soient les instances de nos excellents confrères pour nous y retenir, n'oublions pas que nous sommes en vacance, et que nous n'avons pas encore vu la partie la plus intéressante de la ville.

Quand on arrive sur le quai de la rive droite de la

Moldau, un magnifique panorama se déploie tout à coup, et comme par enchantement. La rive gauche de la rivière est une colline boisée dans une partie de son étendue, et dans l'autre, couverte de monastères, de palais, d'églises, de coupoles et de clochers; de degrés en degrés, d'étage en étage, ils s'élèvent en amphithéâtre, jusqu'à son sommet, que couronne la cathédrale, surmontée d'une tour de 128 mètres; c'est le *Hradschin* ou l'*Acropole de Prague*, c'est la colline, où, vers l'an 720 du huitième siècle, la reine Libussa jeta les fondements de la capitale de la Bohême; ce coup d'œil tout à fait inattendu est vraiment splendide.

Mais pour aborder le Hradschin il faut traverser la rivière, et alors nouveau sujet d'étonnement : le pont de la Moldau ne ressemble à aucun autre; c'est un monument, un musée religieux et historique, et tout un poème. Son entrée est défendue par une sorte de porte triomphale, de donjon ou de bastion, comme le moyen âge les savait construire, avec tant de grandeur et de grâce en même temps. Au-dessus de ses voûtes ogivales, ses fières et imposantes murailles sont agrémentées de bas-reliefs, de sculptures, de blasons et d'armoiries, auxquels la peinture a donné les couleurs les plus riches et les plus variées; cette porte rappelle la *porte Sainte* du kremlin de Moscou. A droite et à gauche dans toute la longueur du pont, des groupes de statues retracent les scènes les plus émouvantes de l'*Ancien et du Nouveau Testament, de la Passion* et de la *Vie des Saints*. Au milieu du pont, la foule qui passe, se découvre respectueusement devant un Christ en croix, de bronze doré, qu'un juif, coupable de sacrilège, fut condamné à élever à ses frais. Plus loin, on salue encore la statue vénérée de saint Jean Népomucène, dont la tête est entourée d'une auréole de trois étoiles.

Au quatorzième siècle, le roi de Bohême Winceslas IV, qui avait conçu des soupçons jaloux sur la conduite de la Reine sa femme, voulut contraindre le prêtre auquel elle se confessait, à lui révéler sa confession. Jean Népomucène resta sourd à toutes les menaces, et refusa obstinément de commettre une pareille forfaiture; alors le roi irrité donna l'ordre, en punition de son refus, de le précipiter, à cette même place, dans la Moldau : cet ordre fut exécuté. La nuit suivante, on vit le corps glorieux du saint flotter dans une majestueuse immobilité, les mains jointes sur sa poitrine à la surface de l'eau; son visage rayonnant d'une douce sérénité était éclairé par trois étoiles lumineuses, qui brillaient au-dessus de sa tête; le peuple le recueillit avec un pieux enthousiasme.

En gravissant les rues du Hradschin, on trouve la belle église de Saint-Nicolas; plus loin, le palais de Wallenstein, duc de Friedland et de Mecklembourg, général de l'Empire d'Allemagne, au commencement du dix-septième siècle, contemporain de Tilly et de Piccolomini. Il s'était couvert de gloire par ses magnifiques victoires contre les ennemis de l'Empire, les Danois, les Turcs, les Suédois, commandés par Gustave-Adolphe; sa fortune immense lui donnait 30 millions de revenus; trois cents chevaux de luxe piaffaient dans ses écuries; il s'entourait d'un appareil royal; nous avons pu nous en faire une idée, en parcourant les splendides galeries de son palais. Mais d'une insatiable ambition, et aspirant à l'Empire, il conspira contre l'Empereur Ferdinand, qui le fit assassiner en 1634.

Plus haut, c'est le palais du prince Rodolphe, Prince Impérial d'Autriche, entouré d'un vaste jardin public, d'où les yeux embrassent les plus belles perspectives. Plus haut, c'est l'église des Capucins; c'est le cloître de Notre-Dame de Lorette, et son richissime trésor, où l'on est ébloui par une prodigieuse quantité de vases sacrés, constellés de diamants; et de toutes les pierres les plus précieuses. Plus haut encore, c'est le monastère des Prémontrés; nous y avons été très gracieusement reçus par un des Pères, tout habillé de blanc; il nous a montré le cabinet de minéralogie, la bibliothèque de soixante-cinq mille volumes, dans de somptueux salons, et la grande et superbe église de Saint-Norbert, fondateur de l'ordre des Prémontrés.

Tout près de la cathédrale, on voit le palais du Prince-Archevêque de Prague, Primat de l'Allemagne, et le palais Impérial. Ce palais, qui fut habité en 1837 par Charles X, exilé, se déploie en nombreuses et larges façades : indépendamment des grands salons de réception, et des galeries de fêtes et d'apparat, que nous avons visités, il a plus de quatre cent quarante chambres. C'est dans l'une de ces chambres qu'eut lieu cette exécution sommaire, ce fait bizarre, sans précédent, et peu conforme au *droit des gens*, enregistré par l'histoire, sous le nom de ***Défenestration de Prague***. En 1618, l'Empereur Mathias, ayant méconnu quelques-uns des privilèges des États de Bohême, le 23 mai, les chefs des mécontents se présentèrent au palais, et, sans autre explication, jetèrent par la fenêtre les trois représentants Impériaux, nommés *Slavata, Martinitz et Fabricius*. Une croix fut élevée à l'endroit où ils tombèrent, sans se tuer, bien que la fenêtre fût au troisième étage. Ce grave événement fut le signal de la guerre de Trente ans. Notre guide, en nous désignant la fameuse fenêtre, nous dit, dans son langage énergique : « C'est par là, qu'on les a f..... en bas, tous les trois! »

Nous arrivons enfin à la cathédrale, Saint-Veit, parfait modèle de l'art gothique, au quatorzième siècle; dans trente ans, quand elle sera terminée, elle dépassera en dimensions, la cathédrale de Cologne. Non achevée, telle qu'elle est aujourd'hui, elle est d'une imposante majesté; elle renferme le tombeau monumental de saint Jean Népomucène, en argent massif; trente-deux lampes d'argent, et une lampe d'or y sont suspendues, et y brûlent continuellement. Le trésor, qui nous a été ouvert, contient, parmi d'insignes reliques, la langue de saint Jean Népomucène; des objets d'art, religieux et historiques, d'une valeur inestimable, des croix, des vases sacrés, des ostensoirs d'or massif, enrichis de diamants, de rubis et d'émeraudes, des ornements sacerdotaux splendides, des chapes d'or, faites avec le manteau du couronnement de Marie-Thérèse d'Autriche.

Si le panorama du Hradschin, pris d'en bas, et du quai de la rive droite de la Moldau, est un des plus beaux que l'on puisse se figurer, celui dont on jouit d'en haut, de tous les points, de toutes les hauteurs, de tous les palais, et de tous les monuments de cette colline n'est pas moins admirable. On a sous ses pieds, tout le cours de la Moldau et la ville tout entière, dont on embrasse en un seul coup d'œil, l'immense et magnifique tableau. Aussi le Hradschin nous reste-t-il dans la mémoire, comme une de nos plus saisissantes et de nos plus durables impressions, et nous comptons les deux journées que nous avons passées à Prague, parmi les plus belles, les plus intéressantes, et les mieux remplies de tout notre voyage.

Le 2 septembre, à sept heures du matin, nous partons pour Ratisbonne. Nous sommes sortis des montagnes; nous voici dans la plaine, au milieu des forêts, d'interminables forêts de sapins; c'est de ce côté, la limite extrême de la Bohême. *A Furth*, il nous faut subir les investigations de la douane de Bavière, qui, malgré nos protestations, s'obstine à fureter dans nos colis, sous prétexte d'y trouver des paquets de cigares ou de dentelles. Cela fait, nous courons, à toute vapeur, à travers des contrées plates et monotones de terres arables et très fertiles, greniers, nous dit-on, du royaune de Bavière. Vers quatre heures, nous franchissons le Danube, et nous entrons à RATISBONNE, en allemand *Regensburg*.

Mes chers amis, il en est, parmi vous, qui m'ont reproché d'être enthousiaste, et prodigue de ces épithètes : *superbe! magnifique! splendide! admirable! merveilleux!* — Que voulez-vous? je vous ai promis d'être vrai, et je traduis mes impressions, comme je les éprouve; or, si une chose est *superbe! magnifique! splendide! admirable! merveilleuse!* pourquoi ne le dirais-je pas? — Mais, tenez, placez-vous, je vous en prie, avec nous, en face du portail de *Saint-Pierre*, la cathédrale de Ratisbonne : regardez ces deux flèches jumelles, qui s'élancent à plus de 300 pieds dans les airs; voyez comme elles sont imposantes, hardies et gracieuses! et tout en admirant leur aspect majestueux et grandiose, considérez tous ces mille détails, toutes ces richesses de l'art architectural, au quatorzième siècle : ces statues, ces bas-reliefs, ces ogives, ces archivoltes, ces rosaces : voyez toutes ces torsades, toutes ces dentelles, toutes ces guirlandes de fleurs, de fruits, de feuillage, sculptées, fouillées à jour, avec une délicatesse infinie; voyez toute cette population d'animaux fantastiques, qui, du haut en bas, se cramponnent, grimpent et grimacent à toutes les courbes, à toutes les arêtes, à toutes les saillies du monument. Si je reste froid, insensible, et toujours au même diapason, vous allez me dire que je suis un idiot, indigne de voir, incapable de comprendre de pareils chefs-d'œuvre; laissez-moi donc exprimer vivement ce que je ressens vivement; et si ma nature est admirative, laissez-moi admirer ce qui est admirable.

La cathédrale de Ratisbonne est une des plus belles que nous ayons vues; le portail est saisissant, par la grandeur et la majesté de son ensemble, l'intérieur ne l'est pas moins par ses vastes proportions, par l'élévation de ses voûtes séculaires, par la magnificence de ses vitraux, et le caractère profondément religieux, dont le moyen âge avait le secret. Le lendemain, dès le matin, quand nous y sommes revenus, à l'heure de la grand-messe canoniale, elle nous a paru plus splendide encore : les chants sacrés, les sons graves de l'orgue remplissaient ses larges nefs d'une douce et céleste mélodie ; les rayons du soleil scintillaient à travers l'éclatant coloris des verrières, dont les teintes incomparables brillaient des feux les plus ardents ; une assistance recueillie était agenouillée dans une pieuse adoration ; que c'était beau ! O vous, qui restez indifférents à toutes les choses religieuses, si vous eussiez été là, vous auriez senti la main de Dieu, et sous son étreinte irrésistible, ainsi que nous, vous seriez tombés à genoux !

De vastes cloîtres, du douzième siècle, attenant à la cathédrale, et sépulture des chanoines, sont remarquables par leur étendue, par la multitude de pierres tombales artistement sculptées, et par les antiquités romaines qu'ils renferment.

La ville de Ratisbonne, plus intelligente que beaucoup de nos villes de France, a su conserver, comme un précieux héritage, ses vieux monuments, ses églises et son cachet moyen âge. En parcourant ses rues étroites et sinueuses, bordées de maisons à pignons aigus, à encorbellements et à tourelles, par-dessus lesquelles s'élèvent, de tous côtés, des clochers de toutes les formes, il semble qu'on soit reporté de quatre à cinq siècles en arrière. Bien que la ville n'ait que trente-deux mille âmes, elle a une quantité d'églises, entretenues avec le soin le plus parfait et si grandes, que quelques-unes d'entre elles pourraient être prises

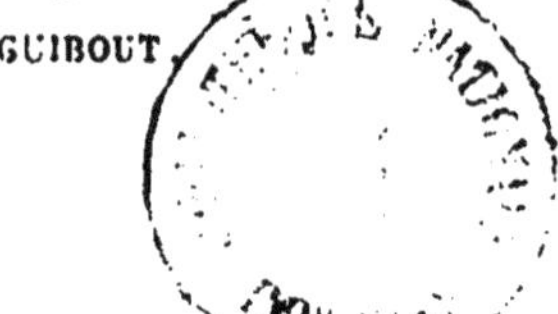

pour des cathédrales; il y en a qui appartiennent à des abbayes, telle est l'abbaye de Saint-Emmeran, dotée et agrandie par Charlemagne; elles sont précédées, ou entourées de cloîtres voûtés, et à fenêtres ogivales.

L'hôtel de ville a gardé, lui aussi, son cachet des douzième et treizième siècles. Nous y avons visité la chambre, où, depuis le douzième siècle, se réunissaient les sept Grands Électeurs de l'Empire, quand il s'agissait d'élire les Empereurs d'Allemagne; nous y avons vu la salle, où Charles-Quint présida en 1552, la diète de l'Empire : nous sommes descendus dans la *prison des tortures*, horrible, ténébreuse et souterraine demeure, où l'on ne peut pénétrer qu'une lampe à la main ; nous nous sommes glissés dans ses cachots, affreux tombeaux, sans air et sans lumière, où la vie étouffée ne tardait pas à s'éteindre; nous avons vu tous les instruments de supplice, les tenailles, les pointes de fer, les vis de traction, de pression, d'écrasement, les poulies de torsion et de suspension, et les sièges, où les juges se plaçaient pour surveiller l'exécution de leurs sentences, et se repaître des cris et des tortures des patients.

Après ces navrantes exhibitions, nous avions besoin de toutes autres émotions ; on nous mène aux bords du Danube, de ce beau fleuve, auquel la couleur de ses eaux a valu le nom de *Danube bleu*. Et, en effet, ses eaux limpides sont d'un bleu d'azur ; elles s'écoulent d'un cours rapide, à flots précipités, et à plein rivage, dans leur lit, d'une imposante largeur. Le soleil qui se couchait, en ce moment à l'horizon, leur donnait, dans le lointain, le magique aspect d'une mer de feu, ou d'un volcan, qui projetterait dans les airs, ses laves embrasées.

Ratisbonne ne nous offrait pas seulement de magnifiques scènes de la nature, et de splendides monuments; nous y trouvions encore d'intéressants souvenirs de notre histoire de France. En 1809, Napoléon livra, dans les plaines qui l'entourent, une bataille, dans laquelle il fut blessé, au pied, par un biscaïen. Cette blessure ne l'empêcha pas de remonter à cheval, et de continuer la bataille, qui dura trois jours, et après laquelle il s'empara de la ville.

Le temps, hélas! nous forçait de songer au départ: c'était bien à regret que nous quittions si tôt, cette conquête de nos armes victorieuses, ce trophée de nos anciennes gloires; nous aurions voulu y faire un plus long séjour, rester plus longtemps dans notre excellent hotel *Grüner Kranz*, auprès de cette admirable cathédrale, au milieu de toutes ces églises, de ces cloîtres, de ces abbayes, de ces vieilles maisons, et de ces petites rues si paisibles! Nous aimions y rêver aux siècles passés, à ce moyen âge, où, tout en faisant de si grandes et de si belles choses, on savait s'isoler des agitations du dehors, se replier sur soi-même, et retremper son énergie et ses forces, dans le calme d'une vie sérieuse et recueillie.

LE DANUBE, DE PASSAU A LINTZ
SALZBOURG — LA ROUTE DU SŒMMERING
LÉOBEN
GRATZ — LES VALLÉES DE LA SAVE ET DE LA DRAVE
LES GROTTES D'ADELSBERG

LE DANUBE, DE PASSAU A LINTZ SALZBOURG — LA ROUTE DU SŒMMERING LÉOBEN — GRATZ LES VALLÉES DE LA SAVE ET DE LA DRAVE LES GROTTES D'ADELSBERG

Dans la matinée du 3 septembre, par un temps toujours à souhait, nous prenons la route de PASSAU, ville forte de Bavière, de quinze mille habitants, sur le Danube ; nous y arrivons vers deux heures après midi, et, à trois heures, le bateau qui correspond avec le chemin de fer, nous emmène à Lintz, en descendant le fleuve. Une fois, déjà, nous avions navigué sur le Danube, c'était en 1867 ; nous allions à Constantinople, et cette navigation nous avait laissé les plus splendides souvenirs. Nous nous rappelions, surtout, avec un enthousiasme, que le temps n'avait pas affaibli, cette partie de son cours qu'on appelle les *Portes de fer*, son passage à travers les Balkans, depuis Orsowa, en Valachie, jusqu'à la ville bulgare de Routchouk. Il est là, resserré entre deux chaînes de montagnes et de rochers, qui lui donnent un caractère grandiose et sauvage, du plus saisissant aspect. Or, à partir de Passau, nous retrouvons tous nos souvenirs des *Portes de fer* : c'était bien toujours le même large fleuve, dont les eaux sont bleues et limpides, et qui précipite son cours impétueux entre deux murailles de rochers et de montagnes, tantôt nues, tantôt couvertes de noires forêts de sapins.

Ces montagnes et ces rochers se dressent, pêle-mêle, de tous côtés, comme un gigantesque chaos; le Danube se fraye un pénible chemin, et s'écoule, resserré, comprimé, entre leurs masses granitiques qui lui opposent mille obstacles; il les contourne, il passe outre, et s'échappe, en se repliant sur lui-même, par des coudes incessants, et de redoutables sinuosités. Les yeux sont ravis, mais souvent épouvantés, par les scènes toujours nouvelles, par les aspects toujours imprévus que présente le fleuve; chacun de ces détours est un péril, un écueil, contre lequel le paquebot pourrait, à chaque instant, se briser. — « Les voilà, me disait ma chère compagne, se rappelant les descriptions qu'elle en avait lues, autrefois, à Saint-Denis, et cette phrase en particulier, dont la facture est quelque peu singulière, les voilà : *les fameux tournants du Danube, dont les dangers augmentent le charme!* »

Après trois heures de cette navigation si pleine d'émotions, le fleuve se dégage de ces gorges étroites et profondes, de ces sombres et sinueux défilés, et alors, par le plus soudain et le plus magique des contrastes, une admirable perspective se déploie tout à coup devant nous. La grande chaîne des alpes Noriques nous apparaît à l'horizon, dans une immense étendue; le soleil, à son déclin, illumine les sommets neigeux de teintes ardentes, qui ressemblent à des feux aériens ; aucune description ne saurait donner une idée de ce panorama vraiment féerique.

En présence de ces beautés et de ces grandeurs incomparables de la nature, comment ne pas élever son âme jusqu'à la source même de toute grandeur et de toute beauté, jusqu'à Dieu? Est-ce que toutes ces merveilles ne sont pas un hymne au Créateur? Est-ce que ces impénétrables forêts, ces rochers, ces montagnes gigantesques ne proclament pas sa gloire et sa toute-puissance? Ah! dans notre enthousiasme, dans ce moment solennel, dans ce crépuscule, dans ce silence du soir, il nous semblait entendre, sur le fleuve et sur ses rives, des voix mystérieuses remplir les airs de divins accords, monter vers le ciel, comme la fumée de l'encens, et chanter ensemble, dans un magnifique concert de louange et d'adoration, le sublime cantique d'amour et d'action de grâce, le MAGNIFICAT!

Mais le jour baisse de plus en plus, la nuit se répand, tout s'efface, tout disparaît, les ténèbres nous enveloppent; des lumières brillent dans le lointain; il est 8 heures, nous sommes à LINTZ; le paquebot va continuer son voyage sur Vienne; quant à nous, nous entrons à l'hôtel du *Prince-Charles*, au bord du Danube.

Lintz est une place forte de l'Autriche; elle a de 30 à 35,000 habitants; elle s'élève en amphithéâtre sur une colline de la rive droite du Danube; sur le quai du fleuve, on aperçoit, à l'autre rive, des montagnes boisées; l'une d'elles est couronnée à son sommet par une église de pèlerinage, dédiée à sainte Madeleine; les rues sont larges, les églises richement décorées. Celle des Capucins renferme le tombeau de Montécuculli, célèbre général et prince de l'Empire d'Autriche; notre ennemi, pendant la guerre de Trente ans, de 1675 à 1679, mais plus fier, disait-il, *d'avoir pu tenir tête* à Turenne et à Condé, que de ses plus belles victoires sur les Suédois et sur les Turcs.

De Lintz, nous gagnons SALZBOURG, dans la Haute-Autriche, au milieu des Alpes Noriques. Dix-huit ans auparavant, j'avais déjà visité cette ville, remarquable, surtout, par sa situation pittoresque, par son enceinte de grandes et magnifiques montagnes, et par ses fameuses salines de *Berchtengaden*, que j'ai décrites, dans le Ier volume des *Vacances d'un médecin.*

La place principale est ornée de la statue de Mozart, né à Salzbourg, en 1756, et mort à 35 ans, phthisique, épuisé par le travail. Il n'avait pas encore 8 ans, quand il touchait l'orgue à la chapelle de Versailles, excitant l'admiration par l'étonnante précocité de son prodigieux talent. L'immortel auteur de *Don Juan*, n'excellait pas seulement dans l'art dramatique; les élans d'une piété vive et tendre lui inspirèrent d'admirables mélodies religieuses. Accablé par une implacable maladie, à bout de forces, quand il se sentit mourir, il composa sa messe des morts, son merveilleux *Requiem*, sachant bien, disait-il, qu'il préparait sa cérémonie funèbre; ce fut son dernier ouvrage, et son dernier chef-d'œuvre.

Lorsqu'en pays étranger, on est en présence de la tombe, ou du berceau des hommes illustres, dont la gloire a rayonné sur le monde, et fait palpiter les esprits et les cœurs, de ces grandes émotions que donne le génie, on est saisi d'un vague et indéfinissable sentiment de respect, de recueillement et de pieux enthousiasme : il y a quelques jours, nous l'éprouvions à Weimar, dans la maison de Schiller et de Gœthe; nous l'éprouvions aussi, il y a 4 ans, devant le monument de Bellini, en Sicile, sur les pentes de l'Etna, dans la poétique ville de Catane, qui donna le jour au délicieux auteur de la *Somnambule*, des *Puritains* et de la *Norma*, mort en 1835, à 33 ans, comme Mozart, dans la fleur de l'âge et du génie.

Salzbourg (la ville du sel, ainsi nommée à cause des salines qui l'avoisinent), est bâtie sur les deux rives d'une rivière torrentueuse, appelée la Salzach; sa cathédrale (*Domkirch*), de style italien, du dix-septième siècle, peinte à fresques, a la même forme que Saint-Pierre de Rome; ses hôtels sont excellents, quelques-uns même ressemblent à des palais; mais elle a surtout, et tout autour d'elle, de splendides montagnes, d'admirables points de vue. Nous ne savions de quel côté nous diriger, quand une aimable dame, rencontrée par hasard, et parlant français, qualité très rare à Salzbourg, nous conseilla de faire le *tour d'Heilbrunnen*.

Une voiture nous emmène à deux lieues de la ville; nous suivons les contours d'une plantureuse vallée ; le temps est superbe; le soleil nous brûlerait, si des arbres séculaires ne nous donnaient pas leur ombrage; la chaleur est accablante, et la neige, d'une éclatante blancheur, sur l'azur d'un ciel sans nuage, brille au sommet des montagnes. Nous arrivons au château de *Heilbrunnen*, bâti en 1613, par l'archevêque *Marcus Silticus*, comme lieu de distraction, pour lui et ses successeurs, ainsi que nous l'apprend une inscription latine, gravée au-dessus de la porte : « *Ad animi levamen, et successorum suorum ædificavit.* »

Dans un parc magnifique, offrant partout les plus splendides perspectives, tous les genres de surprises sont ménagés, avec l'art le plus habile : des statues, des pantins, des marionnettes, à un signal donné, exécutent les danses les plus bizarres, se livrent aux contorsions les plus désopilantes; Eurydice et Orphée apparaissent dans une grotte, qui figure les sombres rives du Styx et de l'Achéron; des eaux limpides jaillissent à l'improviste, de tous côtés, sur les pelouses, et tombent en cascades sur notre passage; des cerfs lancent des gerbes d'eau, par toutes les branches de leurs cornes; des animaux de toutes sortes, des hommes, des femmes de toutes les professions, se livrent à leurs travaux, mis en mouvement par un mécanisme ingénieux et invisible. Innocentes distractions des graves soucis de l'épiscopat; enfantines et folâtres facéties, en présence de la sévère et grandiose majesté des Alpes!

A Salzbourg, regrets, comme à Ratisbonne, de partir trop vite; mais un voyage n'est-il pas l'image de la vie, qui, elle aussi, passe trop vite? Dans un jardin, peut-on respirer toutes les fleurs? — Le lendemain matin, à 3 heures 1/2, nous quittions notre hôtel *Nelbœck*, et, à 4 heures, nous roulions vers Gratz et la Styrie.

Voici une journée doublement grande, et par la

beauté des sites, et par les souvenirs historiques qu'elle nous rappelle. Et d'abord la nature! — Nous sommes dans les plus hautes montagnes des Alpes Noriques, dans la chaîne du Sœmmering, qui sépare l'Autriche de la Styrie, dans cette route du Sœmmering, l'un des plus fameux passages des Alpes. Partout, autour de nous, des rochers inaccessibles, des montagnes colossales, gigantesques; les unes sont couronnées de neige; leurs cimes aiguës ont percé les nuages, au-dessus desquels elles nous apparaissent, éclatantes de blancheur, sur l'azur du ciel; les autres ne nous montrent que leurs larges bases; des nuées épaisses, noires et blanchâtres, glissent et ondulent comme des voiles mobiles sur toute la longueur de leurs pentes, et nous dérobent leurs sommets. Des aigles, que nous voyons planer dans les airs, sont les hôtes habituels de ces solitudes sauvages, dont le silence n'est troublé que par le bruit des torrents, et le mugissement des cascades. Tantôt la voie ferrée ouvre, sous nos pas, d'épouvantables précipices, des gouffres, des abîmes béants, dont elle côtoie témérairement les contours; et tantôt, gravissant les pentes les plus escarpées, elle déploie, sous nos yeux, les perspectives les plus saisissantes, comme les plus inattendues. Telle est la route du Sœmmering; admirons, mais n'essayons pas de décrire.

Nous passons à Léoben, ville de 4,000 habitants, la plus importante de la Haute-Styrie. Ici, quels souvenirs! c'est là, dans cet ancien couvent de Bénédictins, que nous apercevons, à droite, sur le bord de la Muhr, c'est là que, le 7 avril 1797, furent signés par Bonaparte, n'étant encore que général, et l'archiduc Charles d'Autriche, fils de l'Empereur Léopold II, les préliminaires du traité de Campo-Formio. La première campagne d'Italie venait de finir; les armées françaises, partout victorieuses, avaient remporté triomphe sur triomphe, et conquis une gloire légendaire. Montenotte, Arcole, Millesimo, Castiglione, le Tagliamento, Trévise, et, en dernier lieu, Rivoli, le 14 janvier 1797, avaient donné à nos armes un éclat qu'elles n'avaient jamais eu, à aucune époque de notre histoire. Aussi, l'Autriche, notre puissante et séculaire ennemie, vaincue, écrasée, cédait à la France les *Pays-Bas autrichiens*, les bords du Rhin, et tout le nord de l'Italie, jusqu'à la Vénétie, dont la possession lui était laissée. Quelle joie! quel bonheur! en traversant ces régions lointaines, d'y trouver de pareils souvenirs, d'y ressaisir les traces de nos anciennes gloires, d'y voir la France si belle et si grande! Oh! mon Dieu, maintenant que son sol sacré est jonché de si douloureuses épaves, faites que, guérie, enfin, de ses illusions, de ses égarements et de ses blessures, elle se relève avec une sève nouvelle, et dans le rayonnement de sa splendeur d'autrefois!...

A 4 heures, nous arrivons à GRATZ, capitale de la Styrie. Le nom de *Gratz* signifie *Grâces;* c'est qu'en effet, il est difficile de rêver un aspect plus gracieux que cette ville de 80,000 âmes, bâtie sur les bords de la Muhr, sillonnée de larges boulevards et de charmantes promenades. Au centre même de la ville, s'élève un monticule, qui rappelle le *Monte-Pincio* de Rome, c'est le *Schlossberg*, colline isolée, arrondie en forme de cône, plantée d'arbres et d'arbustes, émaillée de fleurs, parc et jardin aérien, dont notre voiture, attelée de deux vigoureux chevaux, a gravi, non sans peine, les allées en labyrinthe, qui s'enroulent autour de ses flancs. Le sommet, occupé autrefois par un château fort, démantelé en 1809, est actuellement un splendide belvédère. A l'ombre de ses grands arbres, et au milieu de ses corbeilles de fleurs, on jouit d'un immense et ravissant panorama, sur toute la ville, sur le cours de la Muhr, sur les Alpes styriennes, sur les montagnes du Sœmmering.

La cathédrale Saint-Œgide, du quinzième siècle, malgré sa riche ornementation, ne nous a laissé que d'assez pâles souvenirs. Les boutiques des coiffeurs ont, pour enseigne, ces deux mots : *raseur* et *friseur;* et sur les couvertures de nos lits, à l'hôtel de l'*Éléphant*, nous lisons, en grandes lettres rouges, tissées dans l'étoffe, le souhait habituel du soir : BONNE NUIT!

Les grottes d'Adelsberg, village de la Carniole, étaient l'objectif de notre journée du lendemain. Pour y arriver en temps convenable, il nous fallut quitter Gratz à six heures du matin. Nous eûmes la bonne chance de prendre *un train de plaisir* arrivant de Vienne, à destination spéciale des Grottes ; par conséquent, tout y serait préparé pour recevoir de nombreux visiteurs, illumination complète, lumière électrique..., etc. Nous partîmes donc, dégagés de toute inquiétude à cet égard.

Notre route fut ce qu'elle avait été la veille, c'est-à-dire une suite de merveilles. Nous nous engageâmes dans les sombres vallées de la Save et de la Drave, deux rivières torrentueuses, qui séparent, l'une la Styrie de l'Illyrie, et l'autre, la Croatie de l'Esclavonie et de la Hongrie. Aucune partie de la Suisse n'est plus émouvante que ces deux vallées ; c'est la nature dans ses sublimes horreurs, dans ses aspects les plus sévères et les plus grandioses. Nous y retrouvâmes nos souvenirs ineffaçables de la terrible vallée de Gondo, à la descente du Simplon, vers l'Italie. Ce n'est pas sans un certain effroi, qu'on se sent entraîné par la vapeur, sur le bord, et tout le long d'affreux précipices, dans les profondeurs de gorges sauvages, resserrées entre une double chaîne de rochers, et si étroites qu'elles laissent à peine un passage à la voie ferrée, et à la rivière qui mugit, écume et bondit de cascade en cascade, à ses côtés. Mais à ce vague et inévitable sentiment d'effroi, s'en mêle un autre plus vif, plus accentué, qui s'empare de l'esprit, le saisit, le domine, c'est l'admiration! Comment, en effet, ne pas admirer ce qu'il y a de plus beau, de plus extraordinaire dans le monde? Comment ne pas se sentir au cœur un irrésistible enthousiasme, à la vue des plus grandes œuvres du créateur, MAGNA OPERA DOMINI? Elles dépassent toutes nos conceptions, tout ce que nous avions jamais pu imaginer, et leur écrasante majesté nous laisse confondus, entre la grandeur de Dieu et la petitesse de l'homme!

Vers deux heures après-midi, nous sommes à LAYBACH; cette ville, de vingt à trente mille âmes, capitale de l'Illyrie et de la Carniole, dont Macdonald s'était emparé en 1809, ne nous offrant rien de bien intéressant, nous passons, sans nous y arrêter; et deux heures plus tard, après avoir traversé les sites les plus pittoresques, escaladé des montagnes et des rochers, tantôt nus, tantôt couverts de forêts de sapins, nous arrivons au village d'ADELSBERG. Des omnibus attendent les voyageurs, pour les conduire aux grottes.

A la base d'une haute montagne, une porte de fer s'ouvre devant nous, et, de plain-pied, nous entrons, sous la conduite de nombreux guides, portant tous une lampe, dans une véritable ville souterraine. Il ne s'agit pas ici, comme à Berchtengaden, dans les environs de Salzbourg, ou comme à Wieliczka, en Pologne, auprès de Cracovie, de grottes, magnifiques sans doute, mais artificielles, et creusées par la main des hommes, dans les profondeurs de la terre, pour en extraire du sel; non, ici tout est naturel; c'est la nature qui a tout fait, nous sommes dans les entrailles d'une montagne, dans des cavités immenses qui recèlent de ténébreuses et fantastiques demeures, au milieu desquelles, pendant plus de deux heures, nous marchons de surprises en surprises. Tout autour de nous, dans toutes les directions, nous apercevons un dédale de rues éclairées à la lumière électrique; elles nous mènent à des places, à des carrefours; nous passons au-dessus de rivières, de torrents, qui coulent à flots impétueux, au fond d'abîmes insondables, dont la pensée seule donne le frisson. Nous gravissons des pentes escarpées. Des voûtes gigantesques d'une hardiesse inouïe s'élèvent, se dessinent à d'effrayantes hauteurs; elles sont comme découpées à jour, et rehaussées d'arabesques et d'ornements de toutes sortes; des millions de pendentifs, semblables à une dentelle aérienne, sont suspendus au-dessus de nos têtes. Tantôt nous nous croyons dans les vastes nefs d'une cathédrale, soutenue par des piliers d'une légèreté incomparable, ornée de bas-reliefs et de statues; et tantôt, de plus vastes espaces se déployant devant nous, il nous semble voir des monuments, des coupoles, des arbres, des personnages, des oiseaux, des animaux, des tentures drapées avec art, des buffets d'orgues, des instruments de musique.

Ces régions obscures et souterraines ne sont plus le domaine de la vie; tout y est froid, mort, momifié; nous sommes comme dans un immense tombeau, dans une nécropole, sans ciel, sans lumière, sans soleil; tous ces souvenirs de la terre, tous ces semblants de vie, ces arbres, ces animaux, ces personnages, ces murs qui scintillent de l'éclat du diamant et des étoiles, ne sont que des pétrifications, des stalactites et des stalagmites. Des eaux chargées de principes calcaires, infiltrées, s'écoulant goutte à goutte à travers les voûtes, les parois, et tombant en pluie sur le sol de ces grottes, se sont solidifiées sous les apparences les plus diverses; tantôt elles sont restées suspendues dans le vide, où elles se sont coagulées sous la forme de lustres, d'oiseaux, de feuillages, de touffes de fleurs, et tantôt, c'est seulement sur le sol qu'elles ont assis leur diaphanes et capricieuses pétrifications, translucides aux rayons lumineux des lampes et des feux électriques. En sorte que, parmi toutes ces innombrables proliférations d'aspects si divers, les unes s'élèvent de terre, et les autres descendent comme des nues; des pyramides aériennes dont la base est enclavée dans l'épaisseur des voûtes sont renversées sur elles-mêmes, et viennent toucher, par leur sommet, le sommet d'autres pyramides appuyées sur le sol; c'est le contact de la stalactite et de la stalagmite qui, développées en sens inverse, et partant de deux points opposés, l'une d'en haut, et l'autre d'en bas, finissent, dans leurs accroissements successifs, par se rencontrer dans l'espace, et s'y arc-bouter sur la pointe aiguë de leurs sommets.

Tout ce que nous avons dit des grottes d'Adelsberg peut à peine en donner une idée; elles sont vraiment une des merveilles de la nature ; notre excellent ami, le docteur Ameuille, qui les avait visitées, il y a quelques années, ne nous les avait certainement pas trop vantées; et à notre tour, nous les recommandons à tous nos amis, comme une des choses les plus saisissantes et les plus extraordinaires qu'il soit possible de voir; quatre heures suffisent à peine, pour les explorer dans tous leurs détails. Lorsqu'après avoir parcouru, seulement pendant deux heures, ces souterraines et ténébreuses demeures, on revoit la lumière, on éprouve un indicible bien-être; la poitrine est comme soulagée d'un poids qui l'oppressait, on respire plus librement; on croit sortir de la tombe, et, de la mort, renaître à la vie.

TRIESTE — MIRAMAR — GORITZ

TRIESTE — MIRAMAR — GORITZ

Si le dicton populaire : *Les jours se suivent et ne se ressemblent pas*, avait besoin de démonstration, le récit qu'on va lire la lui donnerait éclatante. Nos trois dernières journées s'étaient passées presque tout entières dans les défilés du Sœmmering, de la Save et de la Drave ; sans doute la nature y est constamment superbe et majestueuse, mais constamment aussi, elle s'y montre sauvage, sinistre et terrifiante. Les grottes d'Adelsberg nous avaient ménagé les surprises, les émotions les plus saisissantes ; mais, comme tout ce qui est ténébreux et souterrain, elles ont un caractère lugubre, qui pénètre l'âme de je ne sais quelle secrète et irrésistible épouvante. De toutes ces vives, mais sombres impressions, était résulté pour nous un vague sentiment de tristesse et de mélancolie. Et voilà qu'à notre réveil, nos yeux sont réjouis par les plus riantes perspectives ; les cinq fenêtres de notre chambre à coucher s'ouvrent de tous côtés, sur les plus délicieux paysages ; nous sommes entourés de jardins, de prairies, où paissent des troupeaux, de verdoyantes collines, au-delà desquelles la vue s'arrête, dans le lointain, sur de magnifiques montagnes. Oh ! qu'il ferait bon rester quelques jours dans ce splendide hôtel du village d'Adelsberg, et s'y reposer dans le calme, et la contemplation de cette belle nature !

Mais le train de Trieste part à huit heures..... et nous partons. La voie ferrée atteint des plateaux élevés, d'où se déploient de vastes horizons. Un radieux soleil brille sur un ciel d'azur ; ce n'est plus le ciel gris de l'Allemagne, c'est le ciel bleu de l'Italie ; des noms italiens sont écrits sur toutes les stations : *Nabresina*, *Divaza*, *Prosecco*, *Grignano*. Le rude et guttural accent tudesque a disparu, nos oreilles sont agréablement bercées par la langue harmonieuse et musicale qu'ont si poétiquement parlée Pétrarque, le Dante, le Tasse, et si merveilleusement chantée Rossini, Bellini, Donizetti. Aux stations, le signal du départ est donné, avec une intonation qui respire l'entrain et la gaîté, par le mot *Partenzza*, que nous avions entendu à Florence, à Rome, à Naples, à Palerme. Nous sommes en Italie ! et cependant encore, dans une province autrichienne, dans cette partie de l'ancien royaume d'Illyrie, Allemande seulement par la politique et la force des traités, Italienne par ses mœurs, par son langage, par son ciel, par sa végétation.

Mais voilà que, tout à coup, un panorama immense, enchanteur, se déploie sous nos yeux ; c'est un magnifique lever de rideau. Nous sommes au sommet d'une montagne, et devant nous, à nos pieds, et à perte de vue, s'étend la mer Adriatique, dont les eaux sont du plus beau bleu d'azur ; la ville de TRIESTE, de cent vingt-cinq mille habitants, le premier port commercial de l'Autriche, est étagée en amphithéâtre sur le bord de la mer, et toute une flotte de navires est ancrée au rivage. Au lieu des noirs et monotones sapins de ces derniers jours, nous voyons, tout autour de nous, des vignes en berceaux, des oliviers, des lauriers-roses, des figuiers, des mauves arborescentes et fleuries. C'était un ravissant coup d'œil!

Nous descendons rapidement les pentes de la montagne, et à dix heures nous étions installés à l'*hôtel de la ville*, sur le quai de la mer. Nos fenêtres s'ouvraient sur une forêt de mâts et de vergues, et sur un va-et-vient continuel de paquebots, de navires de tous les tonnages et de tous les pays. Comme dans les villes d'Italie, les rues sont pavées de larges dalles de granit; la chaleur est accablante, elle est due, nous dit-on, au siroco; des hommes dorment çà et là, étendus sur les trottoirs, comme à Naples. La température de Trieste est habituellement très chaude, le thermomètre y monte jusqu'à 40 degrés, ce qui s'explique facilement par la situation de la ville, adossée, développée en espalier, sur le flanc d'une montagne, qui la prive des brises rafraîchissantes du nord, et la laisse exposée, sans qu'elle puisse en être garantie, aux ardeurs du soleil, et aux vents du midi; aussi le séjour de Trieste est-il malsain, il y règne beaucoup de fièvres, et le choléra s'y déclare souvent; nous y avons vu un enterrement; le corbillard était escorté par le clergé, portant des cierges allumés.

A l'exception des rues parallèles au bord de la mer, toutes les autres sont en pente, et souvent assez raides pour être impraticables aux voitures; une des places principales est ornée de la statue de bronze du malheureux Maximilien, Archiduc et grand-amiral d'Autriche, qui renonça à ses droits éventuels à la couronne autrichienne, pour s'en aller, avec le titre d'Empereur, au Mexique, où il devait être fusillé par Juarez, à *Queretaro*, le 19 juin 1867, après un règne qui n'avait duré que trois ans.

La cathédrale, édifice du moyen âge, est perchée sur un point escarpé, d'où l'on jouit de la vue la plus belle sur la ville, sur le port, et sur la pleine mer. Tout en admirant ce splendide panorama, on foule aux pieds la pierre tombale qui recouvre la sépulture du régicide et traître Fouché, mort en exil, à Trieste, en 1820, et enseveli, sans aucune autre marque distinctive, sur le parvis de l'église. Nous parcourons les promenades, habilement dessinées, au bord de la mer; elles nous mènent au *Lloyd* autrichien, immenses chantiers de constructions navales, et siège d'une puissante compagnie maritime, qui possède quatre-vingt-sept paquebots, du plus fort tonnage, dont le plus grand, le *Neptune*, que nous avons vu pavoisé, tout enrubané de drapeaux et d'oriflammes de toutes les couleurs, devait être, le lendemain, lancé à la mer, en présence du Prince Impérial.

Le château de MIRAMAR, distant de 5 à 6 kilomètres de la ville, est une des principales attractions de Trieste. Sa situation délicieuse, son parc d'une réputation universelle, les souvenirs historiques qui s'y rattachent, tout nous donnait le plus vif désir de le visiter. Quel ne fut donc pas notre désappointement, quand nous apprîmes, à l'hôtel, que ce désir ne pourrait pas être satisfait; personne n'y était admis en ce moment; toutes les entrées en étaient rigoureusement interdites, à cause de la présence de la princesse Stéphanie, femme du prince Rodolphe, Grand-Duc héritier. Nous ne nous tînmes cependant pas pour battus, et, malgré ces renseignements très positifs, nous partîmes pour Miramar. La route est charmante; elle côtoie le bord de la mer. A gauche, c'est la nappe bleue comme le firmament, et unie comme une glace de l'Adriatique; nous ne pouvions en détacher nos yeux. A droite, c'est une suite de collines couvertes de lauriers-roses et d'oliviers. A moitié chemin, nous nous arrêtons au village de San Bartolo; nous y déjeunons, sur une terrasse qui domine la mer. On nous y répète qu'il est inutile d'aller plus loin, que nous ne serons pas reçus à Miramar. — Nous n'en continuons pas moins. — Arrivés au premier poste, on arrête notre voiture, on nous barre le passage; mais, comme le *tenacem propositi virum* d'Horace, nous nous obstinons avec une opiniâtre ténacité; nous voulons, à tout prix, et quand même, réussir dans notre entreprise; nous forçons la consigne, et nous parvenons jusqu'au poste le plus voisin du château. Là, toute résistance devient inutile et même dangereuse; il faut se soumettre, obéir et rebrousser chemin. Cependant, sans nous déconcerter encore, ma chère compagne écrit, de sa plus belle main, les deux lignes suivantes sur ma carte, que je remets au chef du poste, en le priant de la faire parvenir au château: « *La sœur et le beau-frère d'un officier français tué au Mexique, au service de l'Empereur*

Maximilien, sollicitent de S. A. I. la faveur de visiter le château de Miramar. »

Dix minutes après, la grille s'ouvrait devant nous; le factionnaire nous présentait les armes, et nous entrions dans le parc, sous la conduite d'un employé du château, spécialement attaché à nos personnes.

Nous n'exagérons rien en disant que le château de Miramar est une des plus ravissantes habitations princières qui existent au monde; il est l'œuvre de l'Empereur Maximilien, quand il n'était encore qu'Archiduc, grand-amiral d'Autriche, et gouverneur du royaume lombardo-vénitien. C'est lui qui a tout créé, le parc et le château, qui en a dessiné et fait exécuter les plans, sous sa direction immédiate. Le château, dont le style rappelle le moyen âge, est situé tout à fait au bas de la colline et plonge dans la mer. Il s'appuie sur une terrasse, battue par les vagues, et de laquelle la vue se repose, s'égare et se perd à l'infini, sur l'Adriatique, dont les eaux sont plus bleues et plus limpides que l'azur du ciel. Les salons, grands et petits, la bibliothèque, le cabinet de travail, la salle à manger, s'ouvrent de plain-pied, sur cette splendide terrasse. C'est là, dans ces appartements, d'un goût si parfait, que, le 10 avril 1864, Maximilien accepta la couronne impériale du Mexique, que venait lui offrir une députation mexicaine.

De l'autre côté du château, le parc se développe sur toute l'étendue de la colline. Des allées bordées de lauriers-roses, de camélias, de mauves arborescentes, des tonnelles de fleurs et de verdure, nous conduisent dans toutes les directions, et jusqu'aux parties les plus élevées; de ravissantes perspectives sur la mer, sur le château, sur des eaux jaillissantes sont partout ménagées ; les plantes les plus rares charment nos yeux, et de magnifiques ombrages nous abritent contre un soleil dévorant. Un escalier monumental descend jusqu'à la mer ; ici, ce sont des bains ; là, c'est un petit port d'embarquement, et c'est là, à cet endroit même, que Maximilien s'est embarqué pour le Mexique, quittant ce délicieux séjour de Miramar, qu'il ne devait, hélas ! plus revoir.

Un gracieux bouquet fut offert à ma chère Pauline, et nous partîmes dans l'enchantement. De retour à Trieste, une intéressante promenade acheva notre journée, et quand vint la nuit, nous restâmes longtemps accoudés à notre fenêtre, en face de l'admirable tableau que nous présentait la mer, illuminée, à la fois, par le scintillement des étoiles et par les feux des navires, dont les uns, à l'ancre, se tenaient majestueusement immobiles, et les autres couraient des bordées au large.

Le lendemain, à sept heures et demie du matin, nous quittons Trieste, et, à neuf heures et demie, nous arrivons à GORITZ, en allemand *Gœrtz*, ville de seize mille âmes, de la province de l'Istrie, appartenant à l'Autriche. La station du chemin de fer est reliée à la ville par une longue avenue plantée d'arbres, et bordée d'une double haie de mauves ligneuses, couvertes de fleurs, des teintes blanches et violettes, du plus ravissant effet. Nous étions au 8 septembre, fête de la nativité de la

Sainte-Vierge; les boutiques, les ateliers sont fermés; la population est endimanchée; hommes, femmes, enfants et vieillards, réunis en groupes, stationnent dans les rues, et se dirigent vers les églises. Ce spectacle nous ravit et nous rappelle nos jeunes années, et notre village de *Viélaines;* la foi, les pratiques religieuses y étaient alors vivantes, et, les jours de fêtes et de Dimanches, les habitants, réunis aussi en groupes, et revêtus de leurs plus beaux habits, montaient le chemin de la *Croix-Rouge*, pour se rendre à notre église de *Saint-André*. Après les travaux de la semaine, on prenait un repos bienfaisant; l'esprit, le cœur, l'intelligence trouvaient un aliment salutaire, dans ce repos même, dans les causeries de la route, dans les chants, dans les offices de l'église, et dans la parole du pasteur. Hélas! pourquoi faut-il que ces précieuses traditions ne se soient conservées, ni dans nos villes, ni dans nos campagnes? Pourquoi faut-il que cette magnifique et sainte poésie du Dimanche n'y soit plus connue? La France en est-elle plus morale et plus prospère? et le gouvernement se sent-il plus solidement assis, plus aimé et plus respecté, parce qu'il s'est donné la triste mission de détruire, par ses actes et par ses exemples, toute croyance religieuse, dans l'âme du peuple?

Mais voici la cathédrale; elle est remplie d'une assistance pieusement recueillie; les hommes sont d'un côté, les femmes de l'autre; ma chère Pauline trouve, à grand'peine, une place dans un banc; moi, je reste debout dans la nef, à l'entrée du chœur, au milieu d'une foule compacte. Une sonnerie de trompettes annonce l'arrivée de l'Évêque, que le clergé conduit à son trône. La messe commence ; elle est chantée très solennellement en musique, avec accompagnement d'instruments de toutes sortes. Comme à Vienne, comme à Dresde, notre plain-chant français, si imposant et si religieux, n'est pas en usage, et des voix de femmes remplacent les voix de nos enfants de chœur.

Goritz est une petite ville paisible, bien bâtie ; elle a de larges rues, de belles places, plusieurs églises ; elle est agréablement située dans une pittoresque et fertile vallée, entourée de montagnes. La température moyenne y est élevée ; en été, le thermomètre monte jusqu'à 38 degrés, et l'hiver il n'y fait jamais froid. Charles X s'y était retiré, dans ses dernières années ; il y demeurait *place du Dôme*, dans le palais de la comtèsse Lantieri ; et il y est mort, dans les premiers jours de novembre 1836 ; le comte et la comtesse de Chambord y passaient habituellement l'hiver.

Les sépultures royales se trouvent dans la petite église des Franciscains, située en dehors de la ville, sur une colline, d'où l'on jouit d'une très belle vue. La voiture qui nous y conduisit s'arrêta au bas de la côte, qu'il faut gravir à pied ; la montée raide et difficile est bordée de petites chapelles, de pieuses stations, ornées de peintures, où sont retracées les principales scènes de la Passion. L'intérieur de l'église, en réparation, était obstrué par des échafaudages. La première chapelle, à droite, a pour ornement deux vases de Sèvres, avec fleurs de lys et couronne royale ; au pied de l'autel est une pierre tombale, de marbre blanc, sur laquelle est gravée une inscription relatant que le corps de Charles X y a été déposé provisoirement, en attendant que le caveau définitif fût prêt à le recevoir.

L'entrée de ce caveau est en dehors à droite, et sous le porche de l'église. Trois fleurs de lys de marbre blanc se détachent en relief sur la porte noire. Un Père Franciscain, vêtu d'une robe de bure, de couleur brunâtre, avec capuchon, et cordelière blanche, nous ouvrit cette porte; il ne savait ni parler ni comprendre un seul mot de français; nous descendîmes, avec lui, un escalier d'une trentaine de marches, qui nous donna accès dans une galerie étroite, aux parois de laquelle étaient appendues des couronnes funéraires, envoyées par plusieurs villes de France, dont les noms y étaient inscrits. Cette galerie amène au caveau; il est petit, et n'a de place que pour six sarcophages, trois de chaque côté; au fond et au milieu, est un grand Christ, de marbre blanc, sur une croix de marbre noir. A gauche, trois sarcophages de même forme, en granit grisâtre, ayant le poli du marbre, sont rangés côte à côte, transversalement et en regard des deux sarcophages du côté droit, qui leur sont en tout point semblables.

Le sarcophage du milieu, à gauche, renferme le corps de Charles X; il ne se distingue des autres que par cette simple épitaphe, sculptée en gros caractères, faisant relief sur la partie antérieure :

CH. X.

Mais, au-dessus, et à la tète du sarcophage, une table

de marbre noir fixée au mur porte l'inscription suivante :

Ici a été déposé, le 6 novembre 1836,
très haut, très puissant et très excellent Prince
CHARLES, dixième du nom,
par la grâce de Dieu Roi de France et de Navarre,
âgé de 80 ans et 28 jours.

A la gauche du roi, est le sarcophage du duc d'Angoulême, avec cette inscription, également fixée au mur :

Ici a été déposé, le 8 juin 1844,
très haut, très puissant et excellent Prince
LOUIS, fils aîné du roi Charles X,
mort à Goritz, le 3 juin 1844.
« *Tribulationem inveni, et nomen Domini invocavi* ».

A la droite du Roi est le sarcophage de la Duchesse d'Angoulême, Madame Royale, fille de Louis XVI et de Marie-Antoinette, née à Versailles, en 1778, prisonnière du Temple, morte en exil, à Frohsdorf, en 1851, dans la pratique de toutes les vertus.

Le côté droit du caveau est occupé par deux sarcophages seulement. L'un renferme le Duc de Bordeaux, Comte de Chambord, petit-fils de Charles X, né à Paris le 29 septembre 1820, mort en exil, à Frohsdorf, le 24 août 1883 ; l'autre est celui de la duchesse de Parme, sœur aînée du comte de Chambord, née à Paris en 1819, morte en Italie, en 1864. La place restée vide, à la droite du comte de Chambord, est, sans doute, réservée pour la Comtesse, sa veuve, quand son heure sera venue.

Tel est le modeste caveau dans lequel sont réunis les derniers membres de la branche aînée de cette illustre et magnifique famille des Bourbons, qui fit de la France la première puissance du monde, et lui donna, au moment même où elle en était bannie, l'Algérie, la plus belle de ses colonies!

Nous eûmes, là, une de ces émotions trop vives pour être contenues, et auxquelles le cœur et les yeux ne résistent pas. A genoux sur les dalles, et le front appuyé sur le cercueil du vieux Roi, nos larmes coulèrent ; il nous semblait que la France pleurait, avec nous, tant de grandeur et tant de malheur!..... et, aussi, tant de pages de son histoire!

Ah! nous sera-t-il jamais donné, quand les orages seront dissipés et la tourmente passée, de voir, par un juste retour des choses humaines, ces nobles tombes rendues à leur patrie, et prendre la place que nos ancêtres leur avaient préparée, sous les voûtes séculaires de la basilique de Saint-Denis!

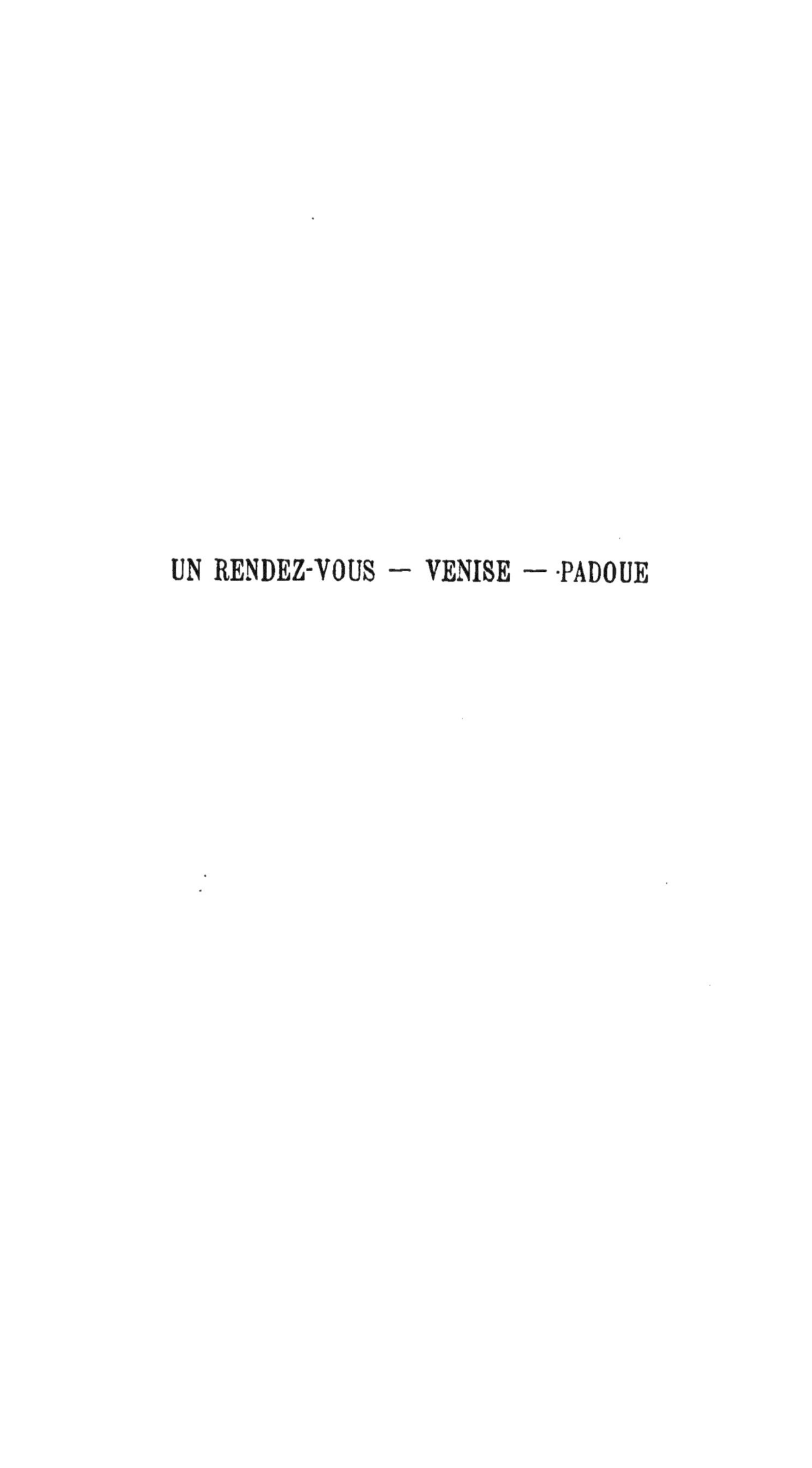

UN RENDEZ-VOUS — VENISE — PADOUE

UN RENDEZ-VOUS — VENISE — PADOUE

Le 9 septembre, au matin, nous quittions notre excellent *hôtel de la Poste* de Goritz, et nous partions pour Venise. Cette route est toute palpitante de nos triomphes, et du glorieux retentissement de nos armes. Nous passons à *Campo-Formio*, où fut signé, en 1797, le fameux traité entre la France et l'Autriche ; à *Conegliano*, dont le nom, joint au titre de *Duc*, récompensa, en 1806, les brillants services du maréchal Moncey ; à *Trévise*, où nos armées entrèrent victorieuses, en 1797, et dont le nom, avec le titre de *Duc*, fut donné au maréchal Mortier. Nous traversons la *Piave*, qui donna son nom à un département du royaume français d'Italie, dont Bellune était le chef-lieu, et plus loin, le *Tagliamento*. Le général Bonaparte le franchissait en vainqueur, en 1797, dans la première campagne d'Italie ; plus tard, en 1805, Masséna battait les Autrichiens sur ses bords, et, en 1806, un département du royaume français d'Italie, dont Trévise était le chef-lieu, était appelé de son nom.

Mais avant d'aller plus loin, et surtout avant d'arriver à Venise, ouvrons une parenthèse, pour un récit qui trouve ici sa place.

Quand on aime les voyages, et quand on a le bonheur d'avoir, pour compagne, une femme selon son cœur, comme celle que la Providence a daigné mettre à mes côtés, pour être le soutien, la joie, et la consolation de mes vieux jours, il semble que tous les vœux soient comblés, et que l'on n'ait plus rien à désirer. Il n'en est pas ainsi, cependant; le plaisir des voyages, si grand qu'il soit, n'est jamais complet; il est toujours mélangé de quelques regrets, à l'adresse de ses meilleurs amis, que l'on voudrait avoir avec soi, pour les associer à tant d'émotions, à tant de spectacles qui ravissent l'esprit et charment les yeux. Combien de fois, dans une magnifique cathédrale, ou devant quelques scènes grandioses de la nature, ne nous sommes-nous pas dit, avec un douloureux élan du cœur : « Ah! si notre bon frère Paul était là! Si tels et telles étaient avec nous, comme ils seraient heureux! et comme nous jouirions, nous-mêmes, de leur bonheur! »

Or, un matin que ces pensées me travaillaient plus encore que de coutume, c'était le 1er septembre, nous étions à Prague, une inspiration soudaine s'empare de moi, et je me dis : « Mais pourquoi notre amie, madame Zeude, ne viendrait-elle pas nous retrouver à Venise? Rien ne l'en empêche; elle est libre; elle le peut, si elle le veut; comme elle comprendrait bien la poésie de Venise, elle, si instruite, si intelligente et si artiste! » Alors, sans plus de réflexion, je me précipite sur une plume, et, tandis que ma chère Pauline dormait encore du sommeil de la voyageuse, j'écris :

EXCELLENTE AMIE,

« Une idée me vient, tardive, mais encore réalisable; vous êtes en villégiature dans le département de l'Ain, que vous devez quitter dans deux ou trois jours, pour aller finir vos vacances à Moulins, chez votre frère, le général Zeude. Eh bien! écrivez vite au général, qu'au lieu de partir pour Moulins, vous partez pour Venise, où nous vous donnons rendez-vous, le 9, à l'*hôtel Victoria*, tout près de Saint-Marc et du palais des Doges! Songez-y : quel beau voyage! la traversée des Alpes, le Mont-Cenis, Turin, Milan, sa merveilleuse cathédrale, le lac de Garde, toute la Lombardo-Vénétie, et Venise! la ville incomparable, unique au monde, la ville de Saint-Marc, du Titien, du Tintoret, de Paul Véronèse, la reine de l'Adriatique, *Venezia la bella!* partez, n'hésitez pas, et le 9, à l'hôtel Victoria!..... »

A la lecture de cette lettre, ma chère Pauline sourit tristement : « Sans doute, me dit-elle, ce serait un rendez-vous charmant, avec une si bonne, si parfaite amie, avec celle qui, pendant plus de trente ans, a été ma compagne à Saint-Denis, et dont l'amitié, toujours solide, franche et dévouée, pour vous comme pour moi, est un des bonheurs de notre vie, à tous les deux. Ce rendez-vous ne serait pas seulement le plus bel épisode de notre voyage, il serait encore une des plus grandes joies que j'aurais jamais pu éprouver. Mais il n'y faut pas songer ; un si long voyage, toute seule, l'effraiera ; elle n'osera pas se mettre en route si précipitamment, et dans des conditions si incertaines; pensez donc à tout ce qu'il y a de vague, d'aventureux, et de livré au hasard, dans un pareil rendez-vous, quelles énormes distances à parcourir, pour elle et pour nous, partant, sans avoir pu nous concerter, de deux points si éloignés ; nous, du fond de la Bohême, elle, du département de l'Ain, pour nous rencontrer, si loin, au delà des Alpes, à l'extrémité de la Lombardo-Vénétie ! Cette idée seule l'arrêtera. De plus, savons-nous si nous pourrons être à Venise, au jour fixé ? D'un autre côté, cette lettre lui arrivera trop tard pour qu'elle ait le temps de se préparer : son frère, sa belle-sœur l'attendent, elle craindra de les désobliger. »

Toutes ces raisons, émanées de l'esprit judicieux de ma chère compagne, étaient assurément très sérieuses : cependant je tenais à ce que ma lettre partît : elle était écrite, elle fut lancée; et nous continuâmes notre voyage, par monts, par fleuves et par vaux, à travers la Bavière, les Alpes Noriques, la Styrie, l'Illyrie, l'Istrie, la Carniole. Nous nous disions souvent : « — *Viendra-t-elle ?* — *Non*, disait ma chère compagne ; — *Oui ; peut-être*, répondais-je. » — Dans tous les cas, nous étions moralement liés par la date du 9, que j'avais fixée dans ma lettre ; nous l'avions en vue, dans toute la stratégie, dans toutes les combinaisons de notre voyage; c'était une *date obligatoire*. Aussi, le 9, vers une heure après midi, nous apercevions, dans un lointain vaporeux, le campanile et les coupoles de Saint-Marc, se profilant dans les airs, au milieu des lagunes; c'était VENISE!

Notre amie y serait-elle? Cette pensée ne nous quittait plus; Pauline, ma chère Pauline, allait-elle avoir la plus délicieuse surprise, une joie inespérée? Et moi, un triomphe? Ou bien, au contraire, une déception? Et mon beau rêve, dont je m'étais plu à faire une douce réalité, n'allait-il être qu'un rêve, et qu'une volage et fugitive illusion?

Nous arrivons; j'appelle le domestique de l'hôtel Victoria, qui nous conduit à une gondole. A peine y sommes-nous installés, qu'il nous dit : — « *Il y a à l'hôtel une dame arrivée de France, hier soir, à dix heures, qui vous attend!* »

Rien ne pourrait dépeindre l'effet de ces paroles : ce fut un saisissement, un tressaillement, une explosion de joie, de bonheur, que nous ne pouvions contenir; nous pleurions, nous nous embrassions; les canaux de Venise, habituellement si calmes, avaient dû être rarement témoins de tant d'allégresse! Notre amie, confiante dans notre parole et notre exactitude, nous attendait à l'hôtel : nous fûmes bientôt dans les bras les uns des autres, confondus dans les mêmes expansions, mêlant nos larmes, ces larmes du cœur, qu'il est si doux de répandre. Au reçu de ma lettre, elle n'avait pas hésité à partir : les Alpes, le Mont-Cenis, l'avaient vivement impressionnée; à Milan, elle avait assisté à la grand' messe solennelle de la Nativité, dans la splendide cathédrale; à Venise, à dix heures du soir, seule, la nuit, dans une gondole, sur le dédale obscur des canaux, elle avait pu apprécier la physionomie pittoresque, mais quelque peu effrayante, à une pareille heure, de cette ville étrange.

Chers lecteurs, connaissez-vous beaucoup de rendez-vous semblables? donnés si subitement, de si loin, à pareilles distances, avec tant de spontanéité; acceptés si rapidement, si résolument, avec tant de confiance, et réalisés si heureusement, avec tant de précision, et une si ponctuelle exactitude?

C'était la troisième fois que nous étions à Venise; dans le premier et le troisième volume des *Vacances d'un médecin*, nous avons crayonné quelques-unes des impressions que fait naître cette ville, à nulle autre semblable. Nous pourrions donc garder aujourd'hui le silence, ne fût-ce que pour ne pas nous exposer au danger de fastidieuses redites. Mais comment nous taire à Venise, où le pittoresque est partout, quand il n'est plus nulle part ailleurs, hélas!

Conçoit-on, en effet, une ville bâtie au milieu de la mer, qui paraît sortir des flots, dont les maisons, les églises, les palais, ont le pied dans l'eau, dont les rues sont des canaux, et dans laquelle les chevaux et les voitures sont remplacés par des gondoles? On dirait une ville noyée, envahie par une vaste inondation, et toujours en péril d'être submergée. Partout le calme, le silence; les gondoles passent et repassent, s'entre-croisent, glissent et disparaissent, comme mystérieusement, et sans bruit; on n'entend que la voix des gondoliers qui s'avertissent, pour ne pas se heurter, au tournant des canaux, traversés par 329 ponts. On circule sur un nombre infini, sur un dédale inextricable de petits canaux, qui se coupent en tous sens, et tout le long desquels s'ouvrent les maisons, les monuments, les hôtels et les églises.

Mais il faut être sur le *Grand Canal* qui traverse la ville dans toute sa longueur, pour apprécier et admirer Venise. Ce canal (*canal grande*) se développe dans presque une lieue d'étendue, largement et magnifiquement, à partir du Lido, devant le palais des Doges, le pont des Soupirs, le palais du Roi, le Jardin public, la Piazzetta, le quai des Esclavons, la Douane de mer, et les églises de Saint Jacques-le-Majeur et de Santa Maria della Salute. Il est bordé des plus riches palais, dont l'architecture, de style arabe, moyen âge, renaissance, étonne, captive et charme les yeux, par les types les plus originaux, les plus élégants et les plus variés. C'est là qu'on retrouve toute l'histoire de Venise, et tous les souvenirs de son ancienne splendeur, quand, au douzième siècle, ses navires, rivaux de ceux de Gênes et de Pise, transportaient les Croisés en Terre-Sainte; quand, aux treizième, quatorzième et quinzième siècles, souveraine maîtresse de l'Adriatique, et première puissance commerçante de l'Europe, elle possédait la plupart des îles de l'archipel, Négrepont, l'ancienne Eubée, Candie, les ports de la Morée, le royaume de Chypre!

Quelle incomparable promenade nous avons faite, tous les trois, dans notre gondole, sur le *Grand Canal*, passant, à droite et à gauche, devant les façades de tous ces vieux palais, auxquels se rattachent tant de noms illustres, tant de hauts faits, tant de glorieux souvenirs ! — *Questo palazzo ?* disions-nous à notre gondolier; quel est ce palais? — et il nous prononçait les noms les plus célèbres et les plus historiques : palais *Foscari*, il était habité, au quinzième siècle, par le Doge Foscari, vainqueur du duc de Milan; palais *Morosini*, de la grande famille des Morosini, qui fournit plusieurs Doges à la république vénitienne, et en particulier Francesco Morosini, le glorieux triomphateur des Turcs, au dix-septième siècle; palais *Pisani*, bâti par l'amiral Pisani, qui remporta, sur les Génois, en 1378, la victoire d'Anzio, leur prit tous leurs vaisseaux, et les chassa de la mer Adriatique; palais *Dandolo*, famille Patricienne de Venise, illustrée, du douzième au quatorzième siècle, par plusieurs Doges, dont l'un, le plus célèbre, Henri Dandolo, élu Doge à l'âge de 82 ans, fut un des principaux chefs de la quatrième croisade; palais *Lorédan,* berceau de plusieurs Doges ; palais *Cornaro*, où résidèrent trois Doges, et Catherine Cornaro, qui devint reine de Chypre en 1470, en épousant Jacques de Lusignan, Roi de Chypre et de Jérusalem; palais *Contarini*, une des premières familles vénitiennes, qui, du onzième au dix-septième siècle, a fourni à la république sept Doges, des Cardinaux, des Ambassadeurs; palais *Mocenigo*, d'où sont sortis quatre Doges, tous vaillants généraux, et dont l'un, Pierre Mocenigo, fut vainqueur des Turcs. Nommerons-nous encore le palais *Capello*, où vint au monde, en 1542, la belle Bianca Capello, fille d'un Patricien de Venise, qui épousa François de Médicis, grand-duc de Toscane? les palais *Orseolo*, *Pesaro*, *Balbi*, et le palais *Rezzonico*, où naquit, en 1693, Charles Rezzonico, qui fut élu Pape, en 1758, sous le nom de Clément XIII?

Le grand canal baigne le pied de tous ces palais, majestueusement alignés sur ses bords; leur perron descend à fleur d'eau, et tout à l'entour, leurs gondoles sont amarrées à des colonnettes de diverses couleurs. Quelques-uns sont encore occupés par les descendants des Doges et des anciennes familles patriciennes; quelques autres ont passé entre les mains de possesseurs étrangers, tels sont les palais du Comte de Chambord, de Don Carlos, et de Taglioni, la célèbre danseuse de notre opéra; l'un, le palais *Manzoni*, est maintenant l'*Académie des beaux-arts;* d'autres sont devenus des hôtels, ainsi le palais *Zuchelli*, où nous habitions, à notre premier voyage à Venise; d'autres, plus dégénérés encore, tels que celui que nous avons visité, ne sont plus que des comptoirs de vente, que des dépôts, que des magasins d'objets d'arts de toutes sortes. Quel charme, tandis que, mollement bercé en gondole, on a sous les yeux toutes ces belles et historiques demeures, d'y faire revivre, par la pensée, les fiers Patriciens, les vieux Doges, les vaillants généraux et amiraux qui en ont été les opulents possesseurs, au temps d'une splendeur passée!

Mais si Venise a perdu ses richesses et sa puissance, si elle n'est plus aujourd'hui qu'une reine déchue, elle a, du moins, su conserver la noble et majestueuse royauté des souvenirs et des arts.

N'est-elle pas encore une reine sur la place Saint-Marc, merveilleux quadrilatère, dont la vieille basilique byzantine forme un des côtés, avec ses cinq coupoles, ses cinq portes, ses mosaïques sur fond d'or, ses dentelles, ses guirlandes de marbre, ses statues aériennes, ses fameux chevaux de bronze de Corinthe, apportés de Constantinople à Venise, au treizième siècle, transportés à Paris, en 1805, par Napoléon, pour y être placés sur l'arc de triomphe du Carrousel, et rendus à Venise en 1814! Le jour, la place appartient aux pigeons, aux colombes de Saint-Marc, qui becquettent paisiblement sur ses dalles, et voltigent autour du campanile, de la *loggia* de Sansovino, des trois piédestaux de bronze, sculptés par Leopardi, et des deux colonnes de la *Piazzetta*, dont l'une porte, à son sommet, la statue de saint Théodore, et l'autre le lion ailé de saint Marc. Le soir, c'est la foule qui prend possession de la place. Oh! quelle splendide soirée nous y avons passée! le ciel était étincelant d'étoiles; la lune éclairait d'une douce lumière et de teintes argentées la tour de l'horloge, les arcades, les balustres, les dentelures des *Procuraties*, et, surtout, les mille et fantastiques détails du grand portail de la vieille basilique byzantine, ses colonnes d'albâtre oriental, de jaspe, de porphyre, de vert antique, ses bronzes, ses fonds d'or, ses mosaïques. Pendant que nous savourions, en même temps que les glaces justement renommées du café Florian, cette vision idéale, cette ineffable poésie de Venise, toujours *la Belle*, toujours *Venezia la bella*, une excellente musique italienne animait, électrisait, de ses plus suaves mélodies, cette scène déjà si ravissante!

Que dire maintenant des églises de Venise? de l'incomparable basilique de Saint-Marc, l'ancienne église des Doges, du dixième et du onzième siècle, toute revêtue des plus précieuses mosaïques, enrichie des sculptures, des dorures, des bronzes les plus artistiques de l'époque byzantine, et de plus de 500 colonnes, des marbres les plus rares, enlevés à l'Orient? Que dire de l'église si vaste, si riche, et si originale de *Santa Maria della salute*, sur le grand canal? de l'église des *Frari*, qui renferme tant de magnifiques tombeaux, et parmi eux, les tombeaux du Titien et de Canova? de l'église de Saint-Sébastien, dont tous les tableaux et toutes les fresques sont du Titien, du Tintoret et de Paul Véronèse, et de tant d'autres églises, dont les murs disparaissent sous les plus beaux marbres, et sous les chefs-d'œuvre des plus grands maîtres? Là encore, c'est Venise *la belle*, *Venezia la bella!*

On la revoit de même avec toute l'auréole de son ancienne gloire artistique, au *palais Ducal*, ou *palais des Doges*, attenant à la basilique de Saint-Marc. L'escalier des *Géants*, ainsi appelé à cause des deux statues colossales de Sansovino, debout, à droite et à gauche, à son sommet, conduit aux galeries du palais. C'est sur cet escalier même, que fut décapité, en 1355, le vieux Doge Marino Faliero, coupable d'avoir conspiré contre la république (*Marino Faliero pro criminibus decapitato*). Les salons sont d'une magnificence royale. Louis XIV en fit copier les ornements décoratifs, les plafonds en particulier, pour les reproduire au château de Versailles. On retrouve dans ce palais toute l'histoire vénitienne : la salle du *Grand Conseil*, la salle du *scrutin*, la salle des *quatre portes*, la salle du *Sénat*, la salle du *Conseil des Dix!* On y retrouve surtout les grands Maîtres de l'illustre école vénitienne, aux quinzième, seizième et dix-septième siècles, la première de toutes les écoles pour le coloris : Palme le vieux ; Palme le Jeune ; Bellini, le maître du Titien ; le Titien ; le Giorgione ; le Tintoret ; Paul Véronèse. Parmi tant de chefs-d'œuvre, citons l'admirable toile, sur laquelle Paul Véronèse a représenté l'enlèvement d'Europe, fille d'Agénor, par Jupiter sous la forme d'un taureau (*mansueto torello*) ; gracieuse et ravissante peinture, dont nous avons vu une seconde édition, du même Maître, à Rome, au musée du Capitole !

L'abside de la basilique de Saint-Marc forme le côté occidental de la grande cour intérieure du palais ; c'était comme un splendide fond de tableau, dont nous ne pouvions nous lasser de contempler les magnificences ; elles se détachaient avec une délicatesse infinie, sur un ciel d'azur.

Admirer toutes ces merveilles, en repaître ses yeux entre la plus digne et la plus aimée des femmes, et la meilleure des amies ; les entendre, l'une et l'autre, traduire leurs impressions, avec le tact, l'intelligence et l'enthousiasme des natures élevées ; les voir, les sentir heureuses d'un bonheur qui double le bonheur dont on est soi-même si pleinement pénétré, n'est-ce pas là une des plus grandes joies qu'il soit jamais possible d'éprouver? Merci, mon Dieu, de m'avoir donné cette joie ineffable !

Après toutes ces grandes choses, consentirons-nous à en voir de plus petites, mais belles et charmantes? et pourquoi pas? — Lorsqu'on a contemplé le chêne superbe et altier de la forêt, les yeux ne se plaisent-ils pas encore à se reposer sur les humbles et gracieuses touffes de violettes et de myosotis, qui s'abritent sous son ombre? Suivons donc notre guide dans ces galeries voisines de la basilique, où l'on est ébloui par l'éclat des *glaces de Venise!* Rien n'est plus séduisant, plus riche et plus artistique. Suivons-le aussi dans ces ateliers, où de jeunes filles confectionnent, pour un modique salaire, avec une patience et une habileté qu'on ne saurait trop admirer, ces merveilleuses dentelles qu'il faut payer à prix d'or, et qui sont connues sous le nom de : *point de Venise!*

PADOUE que nous avions visité, il y a quatre ans, nous avait laissé un si bon souvenir, que nous avons désiré le revoir, avec madame Zeude, notre amie et très agréable compagne de voyage. Cette ville, de 60 à 70,000 habitants, est située sur le chemin de fer de Milan, à une dizaine de lieues de Venise ; elle a donné le jour à Tite-Live, et dans la première partie du treizième siècle, vers l'an 1230, elle devint le siège d'une université qui fut illustrée par les hommes les plus éminents : Galilée y professa pendant plus de vingt ans ; Fallope y fit ses découvertes et ses démonstrations anatomiques les plus importantes. Comme à Weimar, tout y respire le calme, l'étude, le recueillement ; les rues sont larges, silencieuses, bordées de vieilles maisons à arcades, à pignons, à balcons sculptés. Elle a une place immense, dont le milieu est une promenade plantée d'arbres, tout autour de laquelle sont rangées

74 statues des savants, des personnages les plus distingués, non pas seulement de Padoue, mais de toute l'Italie. Elle a de très belles églises : la cathédrale (*il Duomo*) renferme le tombeau de Pétrarque; Sainte-Justine est remarquable par ses vastes proportions, par ses autels en mosaïques, par ses tombeaux de marbre, par le tableau de Paul Véronèse qui représente la mort de la Sainte, martyrisée sous le règne de Dioclétien.

Mais le principal attrait de Padoue est la magnifique église de Saint-Antoine, l'une des plus curieuses de toute l'Italie. Son aspect extérieur est des plus originaux; elle est surmontée de huit coupoles et de quatre clochers; elle possède des ornements de marbre, de bronze, d'argent de la plus haute valeur, et d'un travail exquis; un trésor splendide tout rempli de calices, de ciboires, d'ostensoirs d'or, constellés de diamants, de rubis, de topazes, d'émeraudes. On nous y a montré la langue de saint Antoine, conservée dans un vase de cristal de roche, enrichi de pierreries. Ce Saint, religieux Franciscain, né à Lisbonne, à la fin du douzième siècle, s'était embarqué, pour aller en Afrique évangéliser les infidèles, mais une tempête l'ayant rejeté sur les côtes de l'Italie, il se retira à Padoue, où il se livra à la prédication et à l'enseignement de la théologie; il y mourut en 1231, dans la pratique de toutes les vertus, et avec l'auréole de la sainteté, manifestée par plusieurs miracles. Son tombeau monumental, de l'aspect le plus imposant et le plus riche, en argent massif, entouré de statues et de candélabres d'argent et de sculptures de marbre, occupe la grande chapelle du transept du côté gauche de l'église; il est l'objet d'un culte fervent : une multitude de pèlerins, dans l'attitude de la plus profonde vénération, se pressaient tout à l'entour pour le toucher de leurs mains ou de leur front.

En ce moment, et devant ce tombeau, nous avons donné un pieux et très affectueux souvenir à notre charmante amie, madame Élisa Guiraud, Dame de Saint-Denis, dont nous regrettions vivement l'absence, et dont nous connaissions la dévotion toute particulière pour saint Antoine de Padoue!....

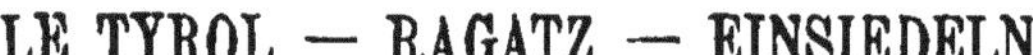

LE TYROL — RAGATZ — EINSIEDELN

LE TYROL — RAGATZ — EINSIEDELN

De Padoue, nous nous dirigeons vers le Tyrol. On désigne, sous ce nom, une vaste contrée, traversée, en tous sens, par de très hautes montagnes, les alpes Rhétiques, appartenant à l'Autriche, et située entre la Bavière, la Lombardo-Vénétie, le canton des Grisons, l'Illyrie et la province de Salzbourg. De 10 heures du matin à 5 heures du soir, notre route est doublement intéressante, et par ses aspects pittoresques, et par les nombreux souvenirs qu'elle nous rappelle.

Vérone est l'une des stations; nous connaissions, d'ancienne date, cette ville de 60 à 70,000 âmes, patrie de Cornélius Nepos, de Pline l'Ancien, de Paul Véronèse, et remarquable par ses arènes romaines, par sa grande église de Sainte-Anastasie, et par toutes les forteresses qui la défendent. En 1805, elle était le chef-lieu du département de l'Adige, qui faisait partie du royaume français d'Italie; nous passons, sans nous y arrêter, et nous entrons dans la fameuse vallée de l'Adige. Chacune de ses villes est comme un trophée de nos anciennes victoires. Aux noms d'Arcole, de Vicence, de Montebello, de Rivoli, de Roveredo, sont désormais inséparablement liés, dans les glorieux fastes de notre histoire, les noms de Napoléon et de ses illustres lieutenants : Augereau, Caulaincourt, Lannes, Masséna; tout ici redit et proclame nos triomphes.

A cinq heures, nous arrivons à TRENTE. Cette ville de 15 à 20,000 âmes, située au milieu de hautes montagnes, était, en 1806, le chef-lieu du département italien-français du *Haut-Adige;* elle doit sa célébrité au concile œcuménique qui y fut assemblé, de 1545 à 1563. Les séances s'y tenaient dans la cathédrale *Sainte-Marie Majeure*, église de petite dimension, que nous avons visitée, et dans laquelle nous avons vu un tableau représentant tous les membres du Concile. Les rues de la ville sont étroites, tortueuses ; les maisons vieilles et mal bâties ; mais tout à l'entour se déploie, comme un immense et majestueux cirque de montagnes alpestres; notre hôtel, l'*Hôtel de Trente*, sur une vaste place et sur un jardin public, est excellent et de construction nouvelle.

Le lendemain, à 7 heures du matin, nous reprenons le chemin de fer. La vallée de l'Adige, que nous remontons, devient de plus en plus saisissante et sauvage; elle nous amène au fameux passage du *Brenner*, l'un des plus étonnants de toutes les Alpes. La voie ferrée gravit les hauteurs les plus abruptes; elle s'enroule, comme un ruban, autour des pentes les plus verticales; elle plane hardiment au-dessus de précipices, au fond desquels l'Adige, qui s'en va vers l'Adriatique, mugit et bouillonne à grands flots. A la vallée de l'Adige, succède la vallée de la Sill; nous sommes entourés de sommités nues et inaccessibles, de champs de neige, de glaciers qui se déploient à droite et à gauche, et dont nous sommes tout près, à la hauteur à laquelle nous sommes parvenus. Plus intelligente que nos compagnies françaises, la compagnie autrichienne qui exploite ce chemin de fer place à l'arrière, et tout à fait en queue de chaque train, un wagon-salon, dont toutes les parois sont de larges glaces. C'est de ce salon, de ce belvédère, ouvert aux yeux dans toutes les directions, que nous pouvons embrasser, dans son ensemble, et sans rien perdre de ses détails, cette nature écrasante et sublime !....

A une heure, nous arrivons à INSPRUCK, capitale du Tyrol. Cette ville de 17,000 habitants a des rues droites, bordées de maisons et de boutiques élégantes. Son aspect est singulier ; elle est comme encadrée dans un cercle de montagnes immenses et neigeuses ; à l'ouest, ces montagnes la serrent de si près, qu'il semble que la neige, dont elles sont couvertes, descende jusqu'au toit des maisons.

L'église des Franciscains est la plus remarquable. En y entrant, on est saisi d'étonnement à la vue d'un spectacle étrange, inattendu, et du caractère le plus imposant. Au milieu de la nef, dont les voûtes sont soutenues par dix colonnes de marbre rouge, très élancées, s'élève, entouré d'une grille de fer, le tombeau monumental, en marbre blanc et enrichi de bas-reliefs, de Maximilien Ier, Empereur d'Allemagne, et grand-père de Charles-Quint. Sa statue de bronze est placée sur le tombeau ; l'Empereur, de taille plus que naturelle, est à genoux, couvert du grand manteau impérial, les mains jointes, dans l'attitude de la prière, la figure tournée vers le maître-autel. Entre les colonnes de la nef, sont rangées 28 statues de bronze, colossales. Il y en a 14 de chaque côté; elles sont debout, faisant face au tombeau, devant lequel elles semblent monter une garde d'honneur. Ce sont les statues des Princes et des Princesses d'Autriche, d'Espagne et du Tyrol, aux quinzième et seizième siècles; elles sont revêtues des plus riches costumes du temps, et dans tout l'appareil de leurs dignités. Rien n'est plus majestueux que ces 28 personnages, que ces 28 colosses de bronze, alignés, placés en regard les uns des autres, en la présence et autour de l'Empereur. A leur aspect imposant, j'ai senti une impression analogue à celle qu'avait éprouvée autrefois Cinéas, envoyé de Pyrrhus, roi d'Épire, lorsqu'il entra dans le sénat romain; il lui avait semblé, disait-il, voir une ASSEMBLÉE DE ROIS; et moi, je me croyais transporté dans un autre âge, aux siècles des croisades, au temps des Preux, des Chevaliers, de Tancrède, de Godefroy de Bouillon, de saint Louis, de Philippe-Auguste, de Richard Cœur-de-Lion, à une de ces grandes époques, héroïques et légendaires, qui confondent nos petitesses actuelles.

Comme à Goritz, nous avons trouvé, vivantes à Inspruck, les nobles traditions religieuses, dont l'affaiblissement et la perte sont malheureusement de plus en plus prononcées dans nos villes et dans nos campagnes de France. Le Dimanche matin, à la grand'messe, l'église paroissiale *Saint-Jacques* était tellement remplie, que c'est à peine si nous avons pu y pénétrer; les chants, très solennels, furent accompagnés d'un orchestre d'orgue et de violons, et, parmi les choristes, nous distinguâmes une délicieuse voix de femme. Dans toute l'Allemagne, les femmes sont admises à chanter l'office de l'église; en France, cette faveur ne leur est accordée qu'à titre d'exception, et des enfants de chœur les remplacent. Or, qui a raison, de la France ou de l'Allemagne? — Au point de vue *purement artistique*, c'est l'Allemagne; la femme plus instruite, plus faite, plus musicienne, douée d'une sensibilité plus développée que l'enfant, a, par conséquent, une puissance d'organe que l'enfant n'a pas; elle a, surtout, une voix plus veloutée, plus douce et plus caressante, dont les accents plus pénétrants expriment avec un sentiment plus vif et plus tendre les élans passionnés, les voluptueuses ivresses de l'amour divin (*torrente voluptatis tuæ potabis eos*). — Mais cette voix féminine si suave et si enivrante ne risquerait-elle pas d'éveiller, par son charme même, quelques impressions par trop *humaines?* ne traduirait-elle pas une religion un peu sensuelle, qui ne serait plus en rapport avec l'austère gravité du culte divin, tel que nos pères le comprenaient, et s'harmoniserait mal avec le caractère ascétique et sévère de nos vieilles cathédrales? Oserait-on dire que la question étant ainsi posée, au point de vue exclusivement religieux, la France ne l'ait pas résolue de la manière la plus conforme au véritable esprit religieux?

La situation d'Inspruck est des plus pittoresques, au pied de montagnes qui n'ont pas moins de 2 à 3,000 mètres de hauteur, dans une délicieuse vallée, au confluent de la *Sill* et de l'*Inn*. Nous avions vu, autrefois, cette dernière et fougueuse rivière, presque à sa source, dans les montagnes de la haute et basse Engadine, à Saint-Moritz et à Tarasp ; nous l'avions vue, dans ce dernier voyage à Passau, à son embouchure dans le Danube, sur la rive droite du fleuve ; à Inspruck, nous la traversions grossie par la Sill, sur un pont qui a donné son nom à la ville ; INNSPRUCK signifie, en allemand, *pont de l'Inn.*

Le Dimanche, à trois heures, nous quittons l'*hôtel de l'Europe*, nous disons adieu à la capitale du Tyrol, et nous remontons la vallée de l'Inn, jusqu'à LANDECK, où nous arrivons à cinq heures. Si jamais village mérite d'avoir les qualificatifs d'*Alpestre*, de *Sauvage*, c'est bien celui-là. Des montagnes inaccessibles, des neiges éternelles, des glaciers nous enveloppent de toutes parts, et ferment partout notre horizon. L'*hôtel de la Poste* est tout retentissant du bruit de l'Inn, dont les vagues impétueuses, blanches d'écume, se précipitent, se brisent, et rebondissent, de rochers en rochers, sous notre balcon ; c'est un spectacle magnifique, mais quelque peu terrifiant, que nous contemplons avec admiration.

Avant la tombée de la nuit, nous faisons en voiture, sur le bord de l'Inn, une promenade à grandes émotions. Nous voyons, avec un certain effroi, le train du chemin de fer, que nous devons prendre le lendemain, rouler sur le bord d'affreux précipices, remonter l'autre rive de l'Inn, et s'engager sur un pont, suspendu au-dessus d'un abîme, dont nous pouvons à peine entrevoir la profondeur. Quand le soleil a disparu derrière les plus hauts sommets, quand les glaciers se sont éteints, et ont cessé de briller sur nos têtes, en couleur de feu, comme des brasiers allumés dans les airs, alors nous revenons à Landeck, émerveillés des saisissants aspects de cette nature grandiose et sauvage, inhospitalière et terrible, demeure habituelle des fauves, ennemie de l'homme, et qui semblait porter un défi à toute existence humaine.

Deux routes partent de Landeck ; par l'une, on gagne la basse et la haute Engadine, Tarasp et Saint-Moritz ; l'autre, celle de l'*Arlberg*, conduit au canton de Saint-Gall ; c'est par celle-là que, le lundi, 14 septembre, vers midi, nous quittons Landeck. La voie ferrée nous remet en présence des sites qui nous avaient si fort impressionnés, la veille au soir ; elle nous fait franchir les passes les plus impossibles, traverser le pont de fer, lancé d'un seul jet, au-dessus des effroyables profondeurs de l'Inn ; elle nous fait gravir les pentes les plus escarpées ; atteindre la hauteur des neiges éternelles, et là, par un tunnel de 10 kilomètres 250 mètres de longueur, elle s'ouvre un ténébreux et glacial passage dans les entrailles de l'Arlberg. Nos bons amis, nous vous recommandons cette route ; c'est une des plus émouvantes que nous connaissions.

Mais bientôt la scène change ; la descente s'opère ; elle serpente en zigzags, en lacets, sur le versant des montagnes ; les neiges, les glaces s'éloignent, disparaissent peu à peu ; les rochers nus se couvrent de verdure, la végétation renaît et réjouit nos yeux ; c'est un véritable réveil de la nature ; c'est la vie après la mort, le printemps après l'hiver, ce sont les prairies et les fleurs après les frimas; c'est la campagne épanouie, avec toutes ses grâces et tous ses charmes, au sortir des solitudes stériles et glacées; nous entrons dans la belle et fraîche vallée du Rhin, et, à quatre heures, nous sommes à RAGATZ !

J'ai dit, dans le premier volume des *Vacances d'un médecin*, ce qu'est Ragatz, au point de vue médical et de la vertu de ses eaux ; ce qu'il est au point de vue du confortable, de l'agrément et du pittoresque ; l'excellent hôtel de *Hof-Ragatz;* sa galerie à ciel ouvert, péristyle de la salle à manger, d'où se déroule le plus ravissant panorama; ses bains d'eau courante, dans de larges baignoires émaillées; sa vérandah, tout le long de laquelle se balancent des guirlandes de vignes vierges et de glycines; ses fleurs; ses ombrages; ses concerts du matin et du soir; sa forêt étagée sur le versant de la montagne; ses allées sinueuses et solitaires; ses percées; ses kiosques, d'où la vue s'échappe et se promène sur les bords enchanteurs du Rhin. J'ai décrit la gorge de la Tamina, l'une des plus sublimes et des plus stupéfiantes horreurs de la nature.

Que pourrais-je dire encore de Ragatz ? — Rien, sinon mon bonheur d'avoir fait connaître ce ravissant séjour à mes chères compagnes de voyage, et d'y avoir passé, avec elles, cinq ou six jours, d'un délicieux repos. Assis, tous les trois, sur le balcon de nos chambres, nous laissions nos yeux s'égarer dans les perspectives du parc, et des hautes montagnes qui fermaient notre horizon ; nous causions de tous ceux que nous aimons, de tous ceux dont le cœur nous avait suivis ; nous lisions et relisions les *vingt-deux lettres* qui nous attendaient à Ragatz ; et le soir, dans le calme et le silence de cette magnifique nature, c'était le ciel étoilé qui charmait nos regards. Que dirai-je de nos promenades dans la gorge de la Tamina, dans la vallée du Rhin, dans les allées du parc, sur les pelouses des vergers, sous les ombrages de la forêt ? Rappellerai-je nos joyeux repas, dans la belle et vaste salle à manger, où le service se faisait avec une si parfaite convenance, où le bon, l'aimable M. Guigre, le directeur de l'hôtel, déployait tant d'activité, et savait toujours nous adresser des paroles si gracieuses et nous montrer des attentions si délicates ?

Ces heureux jours passèrent trop vite. Le samedi, 19 septembre, à neuf heures du matin, le chemin de fer nous emporte ; il côtoie les rives du lac de Walenstadt, gravit les pentes qui bordent le lac de Zurich, nous amène sur les plateaux élevés du canton de Schwytz, à une altitude de 974 mètres, et, à une heure après-midi, nous dépose à *Einsiedeln*. Ce pèlerinage célèbre, dont j'ai déjà parlé, est connu en France sous le nom de *Notre-Dame des Ermites*. Le train qui nous amena était rempli de pèlerins ; ce fut, pour nous, un spectacle singulièrement étrange, en même temps que très édifiant, de voir une foule compacte d'hommes et de femmes, la tête découverte, un chapelet à la main, psalmodiant des prières, à haute voix, tous à la fois, se dirigeant en masse, à travers les rues, vers l'église.

Il y a dans le bourg d'Einsiedeln plus de cent cinquante hôtels, à peine suffisants pour loger les cent cinquante mille pèlerins qui y affluent tous les ans, de tous les pays. Ce fut avec la plus grande difficulté que nous trouvâmes un gîte.

L'église, d'une ornementation d'assez mauvais goût, est imposante par ses vastes proportions; elle est enclavée dans l'immense étendue des bâtiments d'une abbaye de Bénédictins, fondée, d'après une inscription que nous avons copiée, par saint Meinrad, l'an 861. Cette abbaye, dont nous avons visité les parties accessibles aux étrangers, possède une bibliothèque de 25 à 30,000 volumes, des portraits de plusieurs Souverains, ses bienfaiteurs; nous y avons vu celui de Napoléon III. Dans l'église, constamment remplie de pèlerins, on entendait sans discontinuité une sorte de bruyant et tumultueux coassement, bizarre cacophonie, résultant du pêle-mêle de toutes les voix, se livrant, toutes à la fois, au pieux exercice de la prière et de la psalmodie. A trois heures, les vêpres furent chantées par les Bénédictins, qui défilèrent tous, devant nous, en procession. Le Dimanche, dès quatre heures du matin, c'était un branle-bas général de toutes les cloches; et de tous les côtés, les pèlerins se rendaient à l'église. A neuf heures, la grand'messe fut chantée en musique avec accompagnement de divers instruments, par les Bénédictins; à midi, nous prenions le chemin de fer; à deux heures, nous voguions sur le lac de Zurich; à quatre heures nous parcourions la ville en voiture, et à six heures et demie, le train express nous emmenait à Paris, où nous arrivions, le lundi 21 septembre, à sept heures du matin.

« Ma chère Pauline,

« Je termine mon récit comme je l'ai commencé ; ce beau voyage est votre œuvre : vous en avez préparé, combiné tous les moyens et tous les détails, avec une précision et une habileté dont je ne saurais trop vous louer. A toutes les jouissances de l'esprit qu'il nous a procurées, l'heureuse rencontre, à Venise, de notre amie, madame Zeude, a ajouté une jouissance du cœur, plus douce encore. Je vous dois donc, une fois de plus, ma chère Pauline, en outre de mon bonheur de tous les jours, de belles et magnifiques vacances !

E. GUIBOUT. »

LES PREMIÈRES COMMUNIONS

A LA

LÉGION D'HONNEUR DE SAINT-DENIS

LES PREMIÈRES COMMUNIONS

A LA

LÉGION D'HONNEUR DE SAINT-DENIS

Un des premiers Dimanches du beau mois de juin, à six heures et demie du matin, notre voiture nous dépose à la Légion d'honneur de Saint-Denis. Nous gravissons les marches du grand vestibule; les cloîtres, habituellement silencieux et solitaires, sont animés d'un mouvement insolite, et respirent un joyeux air de fête. Nous arrivons à la chapelle; les portes sont largement ouvertes; la première travée de la nef est occupée par des officiers de terre et de mer, tout chamarrés d'or et de décorations; c'est au milieu d'eux qu'on me place ; les dames sont dirigées vers la tribune, tandis que, par une faveur spéciale, et qui lui est bien due, ma chère Pauline reste non loin de moi, dans un de ces bancs où tous les jours pendant plus de trente ans, on la voyait autrefois, pieusement assidue à la première messe du matin.

A sept heures moins un quart, cinq cents jeunes filles, couvertes de voiles blancs, s'avancent, sur deux rangs, tout le long des bas côtés de la chapelle, et s'agenouillent à leurs places accoutumées. Les *Dames de*

Saint-Denis, en robes noires à longue traîne, la croix de la Légion d'honneur sur la poitrine, arrivent par la nef du milieu, et se placent en tête de chaque banc. La vénérable *Surintendante*, madame l'amirale Leray, portant le grand cordon de la Légion d'honneur, fait son entrée, escortée des *Dames Dignitaires ;* elle gravit les marches du sanctuaire, et occupe son fauteuil, à gauche de l'autel. Tous les lustres, tous les cierges s'allument ; il est sept heures : l'orgue se fait entendre, voici les *premières communiantes*, en voiles blancs ; elles marchent lentement, sous la conduite d'une *Dame;* en passant devant l'autel de la Sainte-Vierge, elles s'inclinent profondément, et vont se placer au pied du sanctuaire. Aussitôt qu'elles apparaissent, toutes les voix chantent ensemble ce cantique, dont les paroles, la mélodie et les reprises sont d'une si touchante suavité :

Troupe innocente,
Enfants chéris des cieux,
Dieu vous présente
Son festin précieux ;
Il veut, ce doux Sauveur,
Entrer dans votre cœur ;
Dans cette heureuse attente,
Soyez pleins de ferveur !

Troupe innocente, etc.....

La messe commence ; elle est dite par l'éloquent et pieux abbé de Rénémesnil, premier aumônier. Le silence du recueillement et de l'adoration est interrompu, deux ou trois fois, par un de ces chants séraphiques, dont Saint-Denis a le secret, et qui donnent comme un avant-goût du ciel.

Au moment solennel qui précède la communion, le prêtre s'adresse, en paroles émues, aux jeunes enfants, qui, pour la première fois, vont s'asseoir au banquet divin : — « C'est Dieu lui-même leur dit-il, qui se donne à vous, comme vous vous êtes données à lui ! Alliance ineffable, et source d'un bonheur qui ne peut être comparé qu'au bonheur céleste. Ah ! quand Jésus-Christ va descendre dans vos cœurs, priez pour vos parents, pour vos pères, dont quelques-uns sont ici, dont quelques autres sont retenus sur des plages lointaines, pour le service de la patrie ! » — Irrésistible et mystérieuse puissance de la religion, pour toucher les cœurs, et remuer au fond de l'âme les sentiments les plus délicats et les plus tendres !..... j'ai vu pleurer ces vieux guerriers, debout autour de moi ; j'ai vu les larmes couler sur leurs mâles visages, qui, vingt fois sans doute, aux champs de batailles, étaient restés impassibles en face de l'ennemi. Et quand les blanches jeunes filles montèrent les marches de l'autel, pour s'agenouiller à la table sainte, je les ai vus s'agenouiller aussi, et, la tête dans les deux mains, s'abandonner à une émotion qu'ils ne pouvaient plus contenir.

La Surintendante et toutes les Dames communièrent après les enfants ; puis ce furent toutes les élèves. Quelle plume pourrait décrire un pareil tableau ? ces longues files de voiles blancs, se dirigeant, du bas de la chapelle, vers l'autel, montant et descendant les degrés du sanctuaire, comme les anges, autrefois, montaient et descendaient les degrés de l'échelle de Jacob !... et pendant ce temps-là, j'entendais un chant d'une enivrante mélodie : c'était le cantique du comte A. de Ségur, dont la musique toute brûlante du divin amour et des transports de la foi a été composée par Gounod, le jour même de la première communion de sa fille :

> Le ciel a visité la terre !
> Mon bien-aimé repose en moi ;
> Du saint amour, c'est le mystère ;
>
> O mon âme ,adore ! et tais-toi ! etc...

Après la communion, le saint prêtre épancha quelques-unes des pieuses pensées qui débordaient de son âme ; ah ! pourquoi n'avons-nous pas pu retenir ses tendres et touchantes paroles ; il s'adressait aux enfants, et leur disait : « Conservez, comme le plus précieux de tous les trésors, le souvenir de ce beau jour ; qu'il soit la première de vos joies ! qu'il soit votre force et votre soutien dans les épreuves de la vie ! »

Il était neuf heures ; nous allâmes au parc ; les oiseaux, les rossignols y jetaient, à toutes les brises, leurs joyeuses et ravissantes vocalises ; c'étaient les chants de l'air et du ciel, après les chants de la terre ! Les plus délicieux parfums se dégageaient des massifs de rosiers, d'acacias, d'aubépines et de lilas ; c'était l'encens de la nature qui montait vers Dieu ! les myosotis, les œillets, les jacinthes, les héliotropes, les boutons d'or émaillaient les parterres et les pelouses ; c'était le printemps qui s'était mis de la fête, avec l'admirable richesse de sa parure de fleurs !

A onze heures, la chapelle se trouva remplie, pour la grand'messe, d'une assistance aussi nombreuse que le matin. Toutes les pompes du culte catholique y furent déployées. Les pieuses inspirations des plus grands maîtres y furent magnifiquement interprétées par les chœurs, et, surtout, par quelques-unes des *Dames*, musiciennes consommées, éminentes artistes, dont les voix ont un charme incomparable. Je voudrais dire leurs noms, mais je crains d'alarmer leur modestie, qui va de pair avec leur merveilleux talent.

Les vêpres furent chantées à cinq heures : le digne abbé Perrin, deuxième aumônier, fit une homélie toute empreinte des sentiments de la piété la plus vive ; elle fut suivie de la rénovation des vœux du baptême, et d'un salut solennel. Puis la procession se mit en marche.

Ce fut un splendide spectacle que cette procession des cinq cents élèves, toutes en voiles blancs, des premières communiantes, toutes un cierge à la main, et de toutes les *Dames* se déployant, sur deux rangs, tout le long des cloîtres ; elle s'arrêta devant une statue de la sainte Vierge, à laquelle se rattache une touchante histoire. Cette statue est l'œuvre d'un saint religieux, d'un savant Bénédictin, et en même temps sculpteur habile, du nom de *dom Boudier*, qui voulut être enterré à ses pieds. Cette belle Vierge était, pour la circonstance, entourée de fleurs et de feuillages, et d'une brillante auréole de lumières. L'abbé Perrin fit entendre quelques édifiantes paroles ; une jeune fille, interprète de toutes les autres, prononça l'acte de consécration, après quoi la procession regagna la chapelle, au chant triomphal et d'action de grâces du *Magnificat!* il était sept heures du soir.

C'est ainsi que se termina cette admirable journée, qui avait rappelé à ma chère Pauline ses précieux souvenirs d'*Elève*, de *Postulante*, de *Novice* et de *Dame de Saint-Denis* et qui nous avait donné, à l'un et à l'autre, de bien douces émotions! L'amitié la plus sincère, et dans sa forme la plus exquise, n'avait cessé de nous y entourer de ses attentions les plus gracieuses, et de ses prévenances les plus délicates.

Puisque j'écris *mes vacances*, pourquoi n'aurais-je pas essayé de traduire, si imparfaitement que ce soit, ces impressions de Saint-Denis, délicieuse retraite, vénérable demeure, où l'on se sent respirer, dans la paisible et radieuse atmosphère d'un monde meilleur, de tout ce qui fait le mérite, la force, le bonheur et le charme de la vie.

Après avoir exploré de lointains rivages, pourquoi ne pas demander aussi, aux rives de la Seine, les impressions qu'elles peuvent nous donner? après les émotions fiévreuses d'un long voyage, pourquoi ne pas nous reposer dans le calme d'émotions plus douces, qui rafraîchissent l'âme, comme une bienfaisante rosée rafraîchit la plante, au soir d'une journée brûlante? et quand la religion de nos pères, aux prises avec de nouveaux Pilate, et de modernes Judas, est odieusement outragée, comme autrefois le Christ au prétoire, n'est-ce pas un devoir, et n'est-ce pas un bonheur de la saluer de toutes nos adorations, et, dans une de ses fêtes les plus touchantes, de nous incliner, avec un pieux amour, devant ses incomparables grandeurs, et ses ineffables et divines suavités?

TABLE DES MATIÈRES

3484-86. — Corbeil. Typ et stér. Crété.

www.ingramcontent.com/pod-product-compliance
Ingram Content Group UK Ltd.
Pitfield, Milton Keynes, MK11 3LW, UK
UKHW012217240726
13966UKWH00003B/821

9 782013 671361